Patients first

Mit einem Vorwort von Dr. med. Bruno Marques

PATIENTS FIRST

Wie Sie als Arzt wirkungsvoll führen, Ihr Team dauerhaft
für sich gewinnen und den Erfolg der Klinik sichern

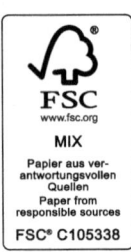

Bibliografische Information der Deutschen Nationalbibliothek:
Die Deutsche Nationalbibliothek verzeichnet diese Publikation
in der Deutschen Nationalbibliografie; detaillierte bibliografische
Daten sind im Internet über http://dnb.dnb.de abrufbar.

Satz, Umschlaggestaltung, Herstellung und Verlag:
BoD - Books on Demand, Norderstedt
Bildquelle Cover: © Skypixel | Dreamstime.com
ISBN: 978-3-7519-5693-2

Tanja

Mireille und Eduard

Nataša und Panto

Inhalt

Prolog von Dr. med. Bruno Marques

Ich hatte im Rahmen meiner medizinischen Aus-, Weiter- und Fortbildung das Glück, verschiedene Führungspersonen zu beobachten, zu erleben und daraus meine Schlüsse zu ziehen. Vom einschüchternden impulsiven, emotional labilen «Schreihals» über den rückgratlosen «Minimalisten» – der die Schuld immer bei seinen Angestellten sucht – bis hin zum «Mikromanager», der sich und andere minutiös an der Arbeit hindert. «Leader» oder eine Annäherungsform davon genoss ich lediglich ein paar wenige Male. Leider.

In meinem intuitiven und vielleicht naiven Verständnis von «Führung» sehe ich unter Anderem «integer», «besonnen», «menschlich», «konsequent» und «inspirierend» als wichtige Attribute einer Führungsperson, deren Hauptaufgabe es ist, im Einklang mit der Vision, Mission sowie den Zielen und Werten des Unternehmens, eine möglichst «fruchtbare» (nicht «furchtbare»), effiziente Umgebung für seine «zu Verantwortenden» zu gestalten. Das ist sowohl mein Bild *von* einer als auch Anspruch *an* eine Führungsperson, egal wo diese arbeitet und welche Position diese innehat. Aus meiner persönlichen Erfahrung ist es in der Tat nicht einfach, aber dennoch erstrebenswert.

Lieber Philipp, ich danke Dir vielmals für die vielen inspirierenden und horizonterweiternden Gespräche über «Leadership» und das Verbalisieren dessen, was ich intuitiv und rational in der Führung als wichtig erachte.

Den 24 Millionen Mitmenschen gewidmet

Danksagung

Es ist ein Privileg, auf den Reisen des Lebens unterschiedlichsten Menschen zu begegnen. Von jedem lernt man dazu, nimmt man etwas mit. Das vorliegende Buch wäre ohne die grosszügige Unterstützung der Familie, Freunde und Kollegen nicht möglich gewesen.

Auf der bisherigen Reise möchte ich zuallererst und ganz besonders meiner Partnerin Tanja danken. Sie hat mir in vielen Dingen des Lebens die Augen geöffnet und mich auf allen Wegen und in allen Situationen bedingungslos unterstützt. Ihre Liebe und menschliche Umsicht beeindrucken mich immer wieder aufs Neue. Mit ihr gemeinsam durchs Leben zu schreiten, ist das grösste Geschenk überhaupt.

Eine grosse Stütze sind meine Eltern Mireille und Eduard, die mir ebenso bedingungslos zur Seite stehen, seit ich denken kann. Ohne Ihre Kraft, Liebe, Fürsorge und Geduld hätte ich meine Ziele nicht verfolgen, meine Berufung nicht finden können. Sie haben den wichtigsten aller Grundsteine gelegt. Dafür bin ich Ihnen ewig zu Dank verpflichtet. Auch für ihre Durchsicht des ersten Manuskripts bin ich sehr dankbar. Die Anmerkungen meines Vaters – selbst 36 Jahre als HNO-Facharzt tätig – waren sehr wertvoll, um erste Richtungskorrekturen vorzunehmen.

Nataša – Krankenschwester mit 35-jähriger Erfahrung – und Panto erinnern mich immer wieder daran, was am Ende des Tages wirklich zählt. Ihre Grosszügigkeit und Haltung zum Leben an sich zeugen von ihrer reichhaltigen Lebenserfahrung unter mehrheitlich äusserst herausfordernden Bedingungen. Sie haben mich ermutigt, weiterhin den eigenen Weg zu gehen und mich dabei nicht beirren zu lassen. Ihre Demut berührt mich immer wieder. Sie sind uns im menschlichen Miteinander ein grosses Vorbild.

Meinem Bruder im Geiste, Maurus Kunz, danke ich herzlich für die unzähligen, bereichernden Gesprächsstunden in unseren Retraiten. Seine unglaublich breitgefächerte, internationale Führungsexpertise mitsamt seinem interdisziplinären Verständnis zum psychiatrischen wie akutsomatischen Feld sind einmalig. Der Austausch von Erfahrungswerten und das gemeinsame Gewinnen weiterer Erkenntnisse für ein besseres Führungsverständnis waren immer ein besonderes Vergnügen.

Dr. med. Bruno Marques bin ich für das Verfassen des Vorworts unendlich dankbar. Nicht zuletzt in Gesprächen beim gemeinsamen Mittagessen oder bei Besprechungen in den Büroräumen des Direktionsstabes habe ich ihn als Menschen sehr schätzen gelernt. Seine Haltung zu Führungsthemen sowie seine Integrität sind beeindruckend. Es ist vielen Nachwuchsärzten nur zu wünschen, die Chance zu haben, von ihm zu lernen. Die Medizin braucht Vorbilder wie Bruno. Ich wünsche ihm für seine weitere Karriere weiterhin nur das Beste.

Einen besonderen, freundschaftlichen Dank richte ich an Nadine Züst und Marco Richard, die mich während meines ersten, mehrjährigen Grossprojekts am Kantonsspital Winterthur tatkräftig unterstützt haben. Ihr unglaublich umfangreiches Fachwissen und menschliches Fingerspitzengefühl haben dem Projekt zum Erfolg verholfen. Sie haben vorgelebt, zu welchen Leistungen ein Team fähig ist, ohne, dass es den Humor vernachlässigt. Marcos Tipps rund um das Thema der Buchveröffentlichung erwiesen sich als sehr hilfreich. Nochmals herzlichen Dank.

Dr. med. Werner Bauer danke ich aufrichtig dafür, dass mir 2018 bis 2019 die Teilnahme an den FMH-Workshops ermöglicht wurde. Die vom SIWF mit dem Royal College of Physicians organisierten Runden zur Entwicklung eines Train-the-Trainer-Kurses waren unglaublich wertvoll. Die Offenheit der teilnehmenden Ärzteschaft war schlicht genial. Vor allem in Nebengesprächen während den Pausen teilte sie Ihre wertvolle Expertise zum Thema Führung sowohl im medizinischen Bereich als auch zur Schnittstelle hin zu den Spitalverwaltungen. Sie alle sind beeindruckende Führungspersönlichkeiten und vor allem wunderbare Menschen. Ausdrücklich danken möchte ich an dieser Stelle Prof. Dr. med. Tiziano Cassina, Dr. med. Jan Breckwoldt, Dr. med. Simone Krähenmann, Dr. med. Maya Bose, Dr. med. Priska Grünig, Dr. med. Regula Fankhauser, Dr. med. Henry Madlon, Dr. med. Beat Lehmann und Dr. med. Anne Leuppi-Taegtmeyer. Besonders mit Dr. med. Anne Leuppi-Taegtmeyer und Dr. med. Henry Madlon war es eine besondere Freude, in der Dreiergruppe gemeinsam an Themen zu arbeiten. Henry danke ich für das positive Feedback in unserem Telefongespräch vom Januar dieses Jahres.

Es gibt viele weitere Gesprächspartner, die mir einmalige Einblicke in ihre alltägliche Arbeit gewährt haben. Mit ihnen zusammenzuarbeiten, war eine grosse Freude. Sie haben ebenso zum Gelingen des Buchs «Patients First» beigetragen: Prof. Dr. med. Waldemar Hosch, Dr. med. Lukas Hegi, Dr. med. Heiko Sältzer, Dr. med. Biljana Rodić-Tatić, Dr. med. Julia Sproedt, Daniela Pirani, Olga Janssens und Marco Lüthy.

Mit Blick auf die Entwicklung meiner militärischen Führungsfähigkeiten möchte ich mich aufrichtig bei Divisionär Patrick Gauchat sowie Oberst im Generalstab Daniel Oriesek bedanken. Sie haben mir in vielen Arbeitsthemen das volle Vertrauen geschenkt. Die so gesammelten Erfahrungen sind unbezahlbar. Sie haben im internationalen, zivil-militärischen Rahmen vorgelebt, was Führung bedeutet, wenn Menschenleben in Krisensituationen betroffen sind.

Im Juni, 2020.

1 Tiefgreifende Veränderungen bis 2030 – Führung wird zum entscheidenden Qualitätskriterium für die auf den Patienten ausgerichteten Leistungen

1.1 Wozu dieses Buch? – Vielschichtige Erkenntnisse und gleiche Konsequenz: Führung als gewichtiger Erfolgsfaktor

Für das Schweizer Gesundheitswesen im Allgemeinen und für akutsomatische Spitäler im Besondern kommen zwischen 2020-2030 gewaltige Herausforderungen auf jeden einzelnen Mitarbeiter zu: die Verlagerung medizinischer Eingriffe von stationär zu ambulant, 150 bis 550 Mio. Schweizer Franken schwere Spitalneu- und -umbauten, die zunehmende Spezialisierung und dadurch Fragmentierung sowie Differenzierung der Berufsbilder, der zunehmende Digitalisierungs- und Spardruck, immer wieder latent drohende Tarifeingriffe seitens Bundesrat und das Bewältigen definierter Mengenfallzahlen je Spital respektive Operateur. Eine bei Weitem nicht vollständige Liste und bloss die Spitze des Eisbergs.

Die Idee zu vorliegendem Buch ist vor dem Hintergrund ebendieser Entwicklungen und im Zuge jener Aufgaben entstanden, die der Autor als Projektleiter des Direktionsstabes sowie Inhouse-Berater in akutsomatischen Häusern wahrgenommen hatte, die zirka 3.000 bis 16.000 Mitarbeiter umfassen und jährlich etwa 20.000-60.000 Patienten behandeln. In unzähligen Gesprächen mit Ärzten, Pflegefachpersonen und Mitarbeitern aus den Verwaltungs- und Dienstleistungsbereichen hat sich nach und nach ein – bei Weitem noch nicht vollständiges – aber doch relativ differenziertes Gesamtbild zur komplexen Funktionsweise akutsomatischer Häuser ergeben. Ebenso wertvoll erwiesen sich die Erfahrungsberichte gestandener Kaderärzte im Rahmen einer Arbeitsgruppe innerhalb des Schweizerischen Instituts für ärztliche Weiter- und Fortbildung der FMH. Ihre Eindrücke zu relevanten Entwicklungen an unterschiedlichsten Spitälern der Deutsch- und Westschweiz führten immer wieder zu folgenden zwei Erkenntnissen:

Erstens: *Richtige Führung* ist gefragter denn je, um sowohl die gegenwärtigen als auch zukünftigen Herausforderungen zum Wohle des Patienten zu meistern. Ausserdem hängt Führung mit dem heutzutage gebräuchlichen und zugleich kontrovers diskutierten Schlagwort der *Produktivität* zusammen. Unweigerlich. Und immer wieder. Hier besteht gerade im akutsomatischen Umfeld ein enormer Aufholbedarf. In eine ähnliche Richtung gehen Dr. Christof Schmitz, Prof. Dr. Matthias Egger und PD Dr. Peter Berchtold:

> Auf den Punkt gebracht entwickeln sich Spitäler und mit ihnen die organisierte Krankenbehandlung dramatisch: Diagnostische und therapeutische Möglichkeiten und mit ihnen Spezialisierung und Technologisierung nehmen rasant zu. Ökonomisierung, sich wandelnde Erwartungen der Patienten, der Mitarbeitenden und anderer Stakeholder wie Politik und Medien steigern weiter die Komplexität. Ärztliche Führung lässt dies nicht unberührt, sie hat den Übergang hin zu einer Leadership zu meistern[1], die den neuen, komplexen Verhältnissen gerecht(er) wird. (2017, S. 1098)

---

1 Leadership wird vom Autor als Synonym von «Führung» verstanden. Vgl. Kap. 2.

Zweitens gibt es zahlreiche Ärzte, die hervorragend führen und Pionierrollen einnehmen. Leider halten dagegen ebenso viele Management für Führung oder umgekehrt.[2] Oder der Unterschied ist ihnen durchaus geläufig, sie werden aber ungenügend bis gar nicht vom nicht-ärztlichen Kader unterstützt, weil im medizinisch-klinischen Alltag schlicht die Zeit fehlt oder die Freiräume für Personalführung administrativ-intern nicht abgegolten werden können. Mit erheblichen Konsequenzen: fehlende oder für Mediziner falsch applizierte, pseudomoderne Führungskonzepte erzeugen in der Praxis oft Frusterlebnisse, Entfremdung und nicht selten eine Kurzfristdenke mit hohem Personalverschleiss. Dass sich das im Soge einer Negativdynamik früher oder später über das Team auf den Patienten und sein Wohlergehen auswirkt – um ihn geht es ja schliesslich – ist nicht von der Hand zu weisen (Enwereuzor, Adeyemi, & Onyishi, 2020). Letztlich dreht sich alles um Menschen, die im Grunde auf der Verliererseite stehen. Ganz zu schweigen davon, dass ein Spital mit dem Abgang erfahrener Ärzte schlagartig institutionelles Wissen verliert. Das Suchen nach adäquatem Ersatz kann Monate, das Erreichen bisheriger Leistungslevels Jahre dauern. Ungenügende Führung führt unweigerlich zu sogenannten Produktivitätseinbussen. Die Produktivität ist ihrerseits unmittelbare Folge von richtig angewandtem Management und mittelbar das Resultat erfolgreich praktizierter Führung. Management ist das zweitgeborene Geschwister der *Zwillinge* Führung und Management.

Die beiden Erkenntnisse, wonach Führung zusehends in den Mittelpunkt rückt und zugleich eng mit Produktivität zusammenhängt – lassen sich um weitere Aspekte ergänzen. Es geht nicht

---

2   Culen (2018) geht sogar branchenübergreifend noch weiter: «Das Problem ist weniger, dass Chefs per se schlecht sind, sondern dass es zu viele schlechte Chefs gibt. Gute Führungskräfte sind, wenn man sie findet, Gold wert: Denn sie schaffen und halten Räume, in denen sich Menschen entfalten können» (S. 43).

nur darum, was mit Führung verhindert, sondern was innerhalb politisch-administrativer Leitplanken zusätzlich an Potential ausgeschöpft werden kann. Hier bietet Führung eine ungeahnte Hebelwirkung. «Alleine um den ständigen Zuwachs an Patientendokumentation bewältigen zu können, braucht es in der Schweiz jedes Jahr rund 100 Spezialärztinnen und -ärzte mit Vollzeitpensum» (Schlup, 2018, S. 223).[3] Das führt unweigerlich zur Frage, wie Ärzte diese Herausforderung mit ihren Teams annehmen, ohne hierfür eigens Mitarbeiter einstellen zu müssen. Der Autor vertritt in diesem Zusammenhang folgende These: wer im Zuge der eingangs skizzierten Entwicklungen die Patientenversorgung verbessern, die sogenannte Effizienz steigern und Kosten senken will, muss – unter Anderem – richtig führen.[4] Das bestätigen auch Rotenstein, Sadun und Jena (2018) mit «[…] leadership skills and management practices positively influence both patient and healthcare organization outcomes, […]» (S. 2). Nur, wie geht das, richtig führen? Worauf ist zu achten? Welche Wege bieten sich an? Und weiter: wie können sich Oberärzte oder Leitende Ärzte zielgerichtet auf Führungsaufgaben vorbereiten, die sich ihnen auf ihrer Stufe stellen? Das vorliegende Buch soll verwertbare Antworten liefern. Es soll Klarheit im Dschungel der Tausende Seiten umfassenden Führungsliteratur schaffen und einen ersten Überblick zu Führung und Management liefern. Sowenig wie möglich, soviel wie nötig und vor allem praxisnah. Aufgezeigte Lösungsoptionen sollen nämlich im Klinikalltag umgesetzt werden können. Eine wissenschaftliche Abhandlung mit vorgängig ausführlichem *Theoretischen Rahmenwerk* ist deshalb nicht

---

3   Beatrix Meyer geht in eine ähnliche Richtung: «Der administrative Aufwand hat in der Tat zugenommen. In der Akutsomatik verbringen Ärzte nur noch ein Drittel ihrer Arbeitszeit mit Patienten (zit. in Sutter, 2020).

4   Das gilt vor allem auch für die Ebene der Spitaldirektionen sowie Administrativstellen, die sich *dafür* verantwortlich zeichnen, für das gesamte medizinische Personal optimale Arbeitsbedingungen zu schaffen.

beabsichtigt. Gleichwohl ist es dem Autoren ein Anliegen, sämtliche Aussagen und Empfehlungen mit qualitativ hochwertiger Literatur zu stützen. Ausserdem weist der Autor auf die weiterführenden Literaturangaben hin, um eine punktuell vertiefte, über dieses Buch hinausgehende Individual-Lektüre zu ermöglichen.

Aus diesem Grund eignet sich vorliegendes Praxishandbuch insbesondere für sämtliche Stufen ab Oberarzt aufwärts. Für den interessierten Viertjahr-Assistenzarzt sei es aber genauso ans Herz gelegt wie für sämtliche Kader der nicht-ärztlichen Dienst- und Stabsfunktionen. In zweiter Linie richtet sich der Autor mit den Hauptthesen selbstverständlich an all jene Ärzte im Gesundheitswesens, die Teams führen, und zwar unabhängig davon, ob in einem Zentrumsspital der Grundversorgung mit Niveau 1, einer Gruppenpraxis, oder Rehaklinik. Diese Charakteristika machen dieses Buch zu einem im deutschsprachigen Raum einzigartigen Nachschlagewerk, das auf vielfältige Art und Weise gelesen werden kann. Das Buch richtet sich mit dem Inhalt gleichzeitig genauso an die Spitalleitungsgremien. Diesen wird in der nahen Zukunft eine gewichtige Rolle zukommen. Denn «eine Führungskraft kann nur so gut ‹gesund führen›, wie es die betrieblichen Rahmenbedingungen ermöglichen» (Deutsche Gesetzliche Unfallversicherung [DGUV], 2014, S. 3).

Es sind immer wieder die gleichen fünf Schritte. Soviel sei schon verraten. Ob Sie in einem kleinen Privatspital als Belegarzt oder in einem 4.000 Mitarbeiter umfassenden, öffentlich-rechtlichen Haus als fest angestellter Facharzt arbeiten, während 15 Jahren dasselbe Team begleiten oder in sechs Monaten ein neues an einer Spezialklinik übernehmen und konsolidieren müssen. Immer wieder geht es um dieselben fünf Führungsstufen. Um den Einstieg in die Lektüre zu vereinfachen, erfolgt als nächstes ein kurzer Überblick zum Aufbau und zur Struktur des Buches.

1.2 Aufbau & Struktur des Buches

Das vorliegende Buch besteht aus dem Kernkapitel *Führung – Die Arbeit am System als Ausgangspunkt im klinischen Alltag*. Am Ende jedes Kapitels werden zentrale Elemente in *Short Summaries* übersichtlich zusammengefasst. Gelegentlich finden sich in den *Short Summaries* kleine Unterabschnitte mit der Bezeichnung *Reflexion*. Diese dienen der Leserschaft dazu, relevante Aspekte eines zuvor bearbeiteten Kapitels über die Eigenrecherche näher zu beleuchten und Gelesenes weiter zu vertiefen. Genauso verhält es sich mit der Liste zur weiterführenden Literatur, die sich punktuell an das *Short Summary* reiht.

1.3 Wie das Buch gelesen werden kann

Die interessierte Ärzteschaft kann das vorliegende Buch auf vier Arten lesen:
- Für den am Gesamtkontext Interessierten: Nach der Lektüre von Kapitel 2 springen Sie entweder direkt zum Kapitel 4 (Antonyme Führung – Management). Die restlichen Teile des Kernkapitels 3 können Sie dann bequem im Anschluss nachholen.
- Für die systematische Vorgehensweise: Sie fokussieren zuerst komplett auf die Kapitel 2 und gehen dann zum Kernteil 3 über. So verpassen Sie nichts und haben die solide Grundlage für punktuelles Nachschlagen geschaffen.
- Für den eiligen Leser: Sie schränken die Lektüre auf die Short Summaries und / oder Fallbeispiele ein.

– Für den Profi: Sie tauchen direkt in ein Kapitel Ihrer Wahl.

Bevor nun das erste der drei Kernteile bearbeitet wird, steht zuerst die Frage im Mittelpunkt, was *Führung* genau meint und was *nicht*.

2 Was ist Führung? Und ebenso relevant: was ist Führung *nicht*?

2.1 Menschen führen und Teamdynamiken generieren versus Sachen managen und Probleme lösen

"I cannot think of any manager who succeeded for any length of time by presiding over a reign of terror."
(Ferguson, 2016, S. 118)

"When you squeeze an orange – you get orange juice. When you squeeze a lemon – you get lemon juice. When a human being gets squeezed – you get what is inside: positive or negative."
(Maxwell, 2014, S. 133)

Management ist immer Teil von Führung. Führung immer der Ausgangspunkt. Im Gegensatz zum Management meint Führung den Menschen, Management den Inhalt. Sie können Menschen nur führen, nie managen. Managen können sie nur Sachen, Inhalte. Hier stellen sich denn auch vielfältige Herausforderungen des *Probleme-lösens*. Und Management meint Problemlösung und alle dazugehörigen Abläufe, Meilensteine, Raster, Schemata, Techniken und Werkzeuge, neu-Deutsch *Tools*. Laut Malik (2017) ist «Management immer Management von etwas» (S. 42). Menschen müssen Sie hingegen führen und in eine aufwärtsgerichtete, positive Teamdynamik versetzen. Führung will *immer* das Generieren solcher, sich selbst tragender Teamdynamiken auslösen. Führung ist also das Erzeugen einer hauptsächlich mittel- bis langfristig anhaltenden *Wirkung*.

Wenn Führung auf einer übergeordneten Ebene Vision-gerichtete Wirkungserzielung bedeutet und Management auf einer nächsten Ebene mit zielgerichteter Problemlösung gleichzusetzen ist, dann lässt sich folgerichtig sagen: die situationsadäquate Inhaltsbearbeitung bedarf zuerst eines adäquat befähigten Menschen beziehungsweise Mitarbeiters. Das ist auch intuitiv nachvollziehbar. Ein Sachproblem lässt sich nur von einem Menschen aktiv lösen. Resultat: Führung kommt *immer vor* Management. Sie können nie effizient managen, bevor sie nicht zuerst – oder zumindest parallel – zu führen angefangen haben. Zuerst müssen Sie die «richtigen Dinge machen», bevor «die Dinge richtig gemacht» werden können (Bennis, 1989, S. 41). Effektivität kommt deshalb *immer vor* Effizienz. Sollte «Arbeit im System» erfolgreich sein, setzt das zuerst «Arbeit am System» voraus (Sprenger, 2012a, S. 42). Folgendes von Culen (2018) hinzugezogene Beispiel veranschaulicht das, wenn sie schreibt, dass «[…] sich mit Organigrammen beschäftigen – angesichts von drohendem Untergang – ist wie die Deckchairs auf der sinkenden Titanic neu zu ordnen» (S. 47). Sicher ist und bleibt immer, dass Führung «Einflussnahme» ist und es hierfür einer «Beziehungsbrücke» bedarf (Maxwell, 2018, S. 7). Ohne intakte «Beziehungsbrücke», kein Delegieren von Aufgaben und somit Zuweisen von Inhalten. Die aufgezeigte Prozesslogik ist der Hauptgrund, weshalb die Grundstruktur des Buches dem Muster Führung – Management – Mikromanagement folgt.

Kritiker würden an dieser Stelle einwenden, dass für Führung und das vorausgehende Etablieren zwischenmenschlicher Beziehungen im hektischen medizinischen Umfeld ohnehin keine Zeit bestehe und heutzutage Zeit schliesslich Geld sei. Dem ist erfahrungsgemäss folgendes entgegenzuhalten: mittel- bis langfristig werden

Sie nie ein High-Performer-Team in ihrem Rücken wissen, wenn Sie vor allem am Anfang diese Zeit nicht gezielt aufwenden wollen oder können. Ihre Produktivität wird nie dieselbe sein. Um es noch direkter zu formulieren, Ihre Leute werden sich nie für Ihre Klinik zerreissen und für das Team durch Dick und Dünn gehen. Früher oder später werden sie gehen und mit ihnen über Jahre erworbenes Wissen. Vor dem Hintergrund des ausgetrockneten Fachkräftemarktes ein suboptimaler Entscheid.

2.2 Führung und Führungsfähigkeit haben nichts mit Hierarchie gemein!

Eine Hierarchie-Struktur lässt noch keine wirklichen Schlüsse darüber zu, worauf wie Einfluss ausgeübt wird. So kann eine auf dem Papier klassisch angelegte Hierarchie im Alltag vollkommen anderes gelebt werden. Eine auf Papier definierte Anordnung von Aufgaben, Kompetenzen und Verantwortlichkeiten sagt noch nichts darüber aus, wie die Führungsperson diese im Alltag *lebt* und das gemeinsame Wirken auf ein Ziel hin aus menschlicher Sicht umsetzt. Wie klar Aufgaben umrissen und Kompetenzen geregelt sind, muss nicht bedeuten, dass automatisch hierarchisch, mit «Gradautorität» geführt werden muss. Sondern es bedeutet das, was es bedeutet; dass bloss die Aufgaben, Kompetenzen und Verantwortlichkeiten fixiert sind.

Ganz ähnlich verhält es sich mit der Annahme, wonach erst zwischenmenschlich richtig geführt werden könne, wenn die Hierarchie flach sei. Sie können eine flache Hierarchie vorfinden, aber der in ihr patriarchalisch handelnde Chefarzt bleibt ein patriarchalisch agierender Chefarzt. Es besteht also ein gewichtiger und entscheidender Unterschied zwischen Papier und gelebter Praxis. Führung ist nämlich vor allem einmal wirkungsorientierte Einflussnahme über die Beziehungsbrücken zu Ihren Mitarbeitern. Dies ist grundsätzlich vom Aspekt der Organisationsstruktur und von Hierarchie losgelöst. «Wir finden einen hohen Grad an Selbstorganisation in sehr hierarchischen Unternehmen und einen niedrigen Grad an Selbstorganisation in sehr flachen Hierarchien» (Culen, J., S. 44). Beziehungsbrücken kann grundsätzlich jeder aufbauen, unabhängig von der Verortung in einem System. Dabei agieren Führungspersonen im Aufbau von Beziehungsbrücken aus der Pole-Position, da – wie wir noch sehen werden – dies für weitere Schritte unabdingbare Voraussetzung ist. Das Errichten von Beziehungsbrücken bedeutet, das Vertrauen von den Mitarbeitern zu gewinnen und zu Ihnen hin aktiv aufzubauen (Sprenger, 2018).

Hartnäckig hält sich ebenso die Auffassung, wonach *interdisziplinär* führen automatisch bedeute, dass die Aufgaben nicht so klar umrissen sein müssten. Das ist ein gefährlicher Irrglaube. Vorgesetzte, die hier nicht im Sinne ihrer Führungsverantwortung Klarheit schaffen, laufen Gefahr, dass sich einzelne Teammitglieder gezwungenermassen selbst organisieren müssen. Dies fällt aber definitiv in den Verantwortungs- und Aufgabenbereich des Vorgesetzten. Und weil der inoffizielle Schattenentscheid (ja dann müssen wir halt auch noch *seine* Arbeit machen) nie dieselbe Geltungswirkung entfaltet wie eine vom Chef ausgehende, wird die ausbleibende Grundsatzentscheidung des Vorgesetzten immer zu einem sich wiederholenden Kompetenzgerangel führen. Das verursacht und vertieft einzelne Gräben und kann möglicherweise ein ganzes Team in seiner Leistungsfähigkeit hemmen und auf die sogenannte Produktivität drücken.

Führung hat also nicht viel mit Hierarchie zu tun. Letztere ist lediglich Ausdruck einer fixierten, in Form gegossenen Organisation beziehungsweise einer herauskristallisierten Organisationsstruktur. Diese hängt unmittelbar mit Management, jedoch nur mittelbar mit Führung zusammen.

Short Summary (Wesentliche Laborwerte)

- Führung ist wirkungsorientierte «Einflussnahme» (Maxwell, 2018, S. 7).
- Führung kommt immer *vor* Management. Bevor eine Führungsperson «Dinge richtig tun kann», muss sie zuerst «die richtigen Dinge tun» (Bennis, 1989, S. 41). Führung beschreibt also immer «Arbeit am System», Management jene «im System» (Sprenger, 2012a, S. 42).
- «Führung» meint Menschen, «Management» Sachen. Menschen und damit Biografien managen, ist unmöglich. Wenn Sie das tun, verursachen sie bei Ihren Mitarbeitern Frustration. Vor allem aber neigen die meisten Mitarbeiter dann dazu, in den Widerstand zu gehen. Besonders Führungsneulinge reagieren dann fälschlicherweise mit Gegendruck. Mit schwerwiegenden Folgen.[5] Mitarbeiter werden innerlich künden und das Spital verlassen.
- Management ohne Führung bleibt immer brüchig. Sachliche Planungs- und Handlungsvorhaben entwickeln bei solider Führung eine umso grössere Wirkungsfähigkeit. Nur in diesem Falle stärken sauber geplante Managementmassnahmen die Glaubwürdigkeit der Führung.
- Management bezieht sich auf die Frage: welches Handwerk beherrsche *ich* gut? Führung zielt hingegen auf die Frage: welches Handwerk beherrschen *andere* gut (Maxwell, 2014)?

---

5   Vgl. hierzu Kap. 3.1.

- Führung ist kein Synonym für Hierarchie. Führung definiert sich – wie erwähnt – als wirkungs- und zielorientierte Einflussnahme über (im Sinne von *through*) Beziehungsbrücken zu Ihren Mitarbeitern. Ihre Mitarbeiter sind *immer primär Mitmenschen*. Daher müssen Sie zuerst eine Bindung zu Ihnen aufbauen, das heisst Vertrauen schaffen (Sprenger, 2018).
- Einflussnahme kann, muss aber nicht mit der Strukturform der Hierarchie verknüpft sein.
- Sie können Ihre Führungsfähigkeit auch ohne Führungs*position* entwickeln (Maxwell, J.-C., 2018).

Diese noch abstrakten Begriffe und grob skizzierten Gesamtzusammenhänge sollen im Kernkapitel 3 weiter mit Inhalt gefüllt beziehungsweise anhand konkreter Handlungsmassnahmen fassbarer gemacht werden.

3 Führung – Die Arbeit am System als Ausgangspunkt im klinischen Alltag

"The true leader serves. Serves people. Serves their best interests, and in so doing will not always be popular, may not always impress. But because true leaders are motivated by loving concern, rather than a desire for personal glory, they are willing to pay the price."
(Maxwell, 2014, S. 99)

"Successful leaders don't only take action. Good leaders listen, learn, and then lead."
(Maxwell, 2014, S. 49)

Die in den folgenden fünf Unterkapiteln behandelten «Führungsstufen» bauen hinsichtlich der Systematik aufeinander auf (Maxwell, 2018, S. 8). Das bedeutet beispielsweise, dass ein Kaderarzt nicht auf die vierte Führungsstufe gelangen kann, wenn er vorgängig nicht die dritte erreicht hat (Maxwell, 2015). Die näher umschriebenen Führungsstufen informieren Sie als interessierten Leser über:

— die genaue Bezeichnung der Stufe,
— die damit verbundenen Charakteristika beziehungsweise Schlüsselelemente, sprich die Antwort auf die konkrete Frage: *Warum* folgen Ihnen Ihre Mitarbeiter?
— und die konkreten Handlungsoptionen.

Sind jedoch zu einem beliebigen Zeitpunkt *X* alle fünf Stufen durchschritten, steht dem Kaderarzt zu späteren Zeitpunkten *Y* oder *Z* die gesamte Reichweite der bisher erreichten Führungsstufen zur

Verfügung. Auf welcher Sie sich als Arzt bewegen, hängt im Wesentlichen von der Situation und der geführten Person ab. Nicht alle Führungspersonen sind gleichermassen befähigt, die Führungsstufen zu erreichen. Einige kommen bis zur dritten, andere verharren in der vierten und «nur ganz wenige landen» am Ende Ihrer Karriere auf der fünften (Maxwell, 2013, 24:30).

Ebenso wichtig ist die Erkenntnis, dass nicht alle Kaderärzte gleich schnell und effektiv eine bestimmte Führungsstufe besetzen. Das richtet sich hauptsächlich danach, wie sehr sich der einzelne Kandidat selbst in diesem Gebiet weiterentwickeln *will* und *kann*. *Wollen*, weil Führung grundsätzlich lernbar ist (Cain, 2013) und *Können*, weil für eine möglichst erfolgreiche Führungsentwicklung entlang der Führungsstufen bestimmte Grundvoraussetzungen zwingend gegeben sein müssen. Hierzu erfahren Sie mehr in den einzelnen Unterkapiteln.

Die Führungsstufe der «Position» ist dabei die erste und für viele Führungspersonen die in ihrer Klaviatur einzig verfügbare (Maxwell, 2018, S. 8). Leider zulasten der Mitarbeiter, und schlimmer, vor allem der Patienten.

3.1 Die Gradautorität eines Prof. Dr. Dr. med., PD Dr. med. oder Dr. med.: Erlangen von Rang, Namen und Funktion als Stolperstein?

"Position is a good place to start in leadership,

but it's a terrible place to stay."

(Maxwell, 2018, S. 10)

Nach einem äusserst interessanten, vielfältigen, lehrreichen, aber auch extrem herausfordernden und steinigen Weg zum Pract. med. und später Facharzt wartet sie nun, die Bezeichnung als Dr. med. beziehungsweise Dr. med. mit dazugehörigem Facharzt-Titel. Bei Weitem Grund genug, stolz zu sein auf das Erreichte. Den Titel kann man vor dem Hintergrund von vergossenem Blut und Schweiss als End- oder Zielzustand beschreiben. Anders verhält es sich, wenn sich ein Arzt nicht für die Forschung, sondern *für* den klinischen Weg und *für* eine Führungslaufbahn als Kaderarzt in einem akutsomatischen Spital entscheidet. Dann ist ein Titel erst der Anfang, die notwendige Voraussetzung oder gar bloss Ausgangspunkt. Ein Titel also, der zu Mehr verpflichtet. Ganz nach dem – zugegebenermassen leicht angepassten – Motto: Kaderarzt werden ist schon schwer, Kaderarzt sein umso mehr!

Abbildung 1

Erste Führungsstufe – Grad-Autorität; Einfluss über Normen

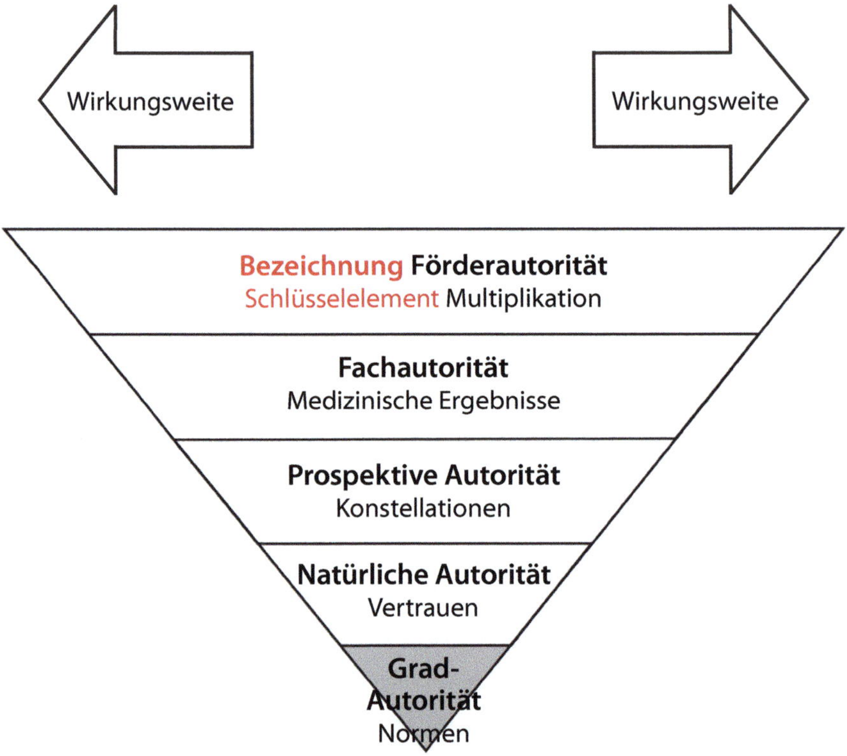

Wirkungsweite   Wirkungsweite

Bezeichnung Förderautorität
Schlüsselelement Multiplikation

Fachautorität
Medizinische Ergebnisse

Prospektive Autorität
Konstellationen

Natürliche Autorität
Vertrauen

Grad-Autorität
Normen

Anmerkung. **In Anlehnung an: John C. Maxwell, 2018, S. 8.**

Wenn eine Oberärztin mehrere Assistenzärzte bloss kraft ihres Titels führt oder ein Leitender Arzt mehrere Oberärzte immer wieder dahingehend zu überzeugen versucht, dass *er* ja der im Organigramm abgebildete Vorgesetzte sei, dann wirken diese beiden Ärzte mit ihrer *Gradautorität* auf die Beziehungsbrücken ein. Die dabei der Weisungsbefugnis zugrundeliegenden, typischen Schlüsselelemente lauten in beiden Fällen: *Recht und Regeln* (Maxwell, J.-C., 2018, S. 12). Und woran erkennen Sie die Mehrzahl der Ärzte, die sich ausschliesslich dieser Führungsstufe zugehörig zeigen? An zwei Punkten. Erstens, dass sie stets in der «Ich-Form» und sehr selten bis nie in der «Wir-Form» sprechen (Malik, 2017, S. 24). Dieser Aspekt wiegt umso schwerer, als die so arbeitenden Kaderärzte vorwiegend sich selbst zuarbeiten und ihre eigenen Interessen über jene der Klinik, des Spitals und meist ohnehin über jene der eigenen Mitarbeiter stellen. Oft geht es um die eigene Beförderung und das eigene Renommee. Und zweitens werden die verantwortlichen Führungspersonen nicht müde zu betonen, wie einsam es eben manchmal sei, Entscheidungen zu fällen, dass dies aber leider unumgänglich sei. Warum dem nicht so sein muss, erfahren Sie noch in diesem Kernkapitel.

Führung über die Position ist aber nicht immer nur falsch. Es gibt spezifische Momente, die einen klaren Top-Down-Beschluss zwingend erfordern. Zum Beispiel dann, wenn es innert Sekunden eines klaren Grundsatzentscheids bedarf. Wenn allgemein unter *allen* Beteiligten solide Beziehungsnetzwerke bestehen, Vertrauen aufgebaut und / oder ein während einiger Zeit erfolgreich agierendes, intaktes Team vorhanden ist, kann ein vehementes Einschreiten sogar absolut notwendig sein und sich für den Teamzusammenhalt förderlich erweisen. Die Fähigkeit, Situationen intuitiv zu erkennen, die eine punktuelle, situationsadäquate Entscheidung *von oben* notwendig machen, gehören also eindeutig ins Repertoire eines führungstechnisch versierten Kaderarztes. Das liegt in der Natur der Sache: letzten Endes trägt eine Person die Verantwortung. Gepaart mit der nötigen Portion Sozialkompetenz, ist das Erlangen von Rang, Namen und Funktion definitiv kein Stolperstein.

Wenn jedoch ab dem ersten Moment – beispielsweise im Zuge einer Amtsübernahme durch einen Chefarzt als Klinikleiter – systematisch und ausschliesslich über die Position im Organigramm geführt wird, ist die Aussicht auf Erfolg praktisch gleich Null. Es ist für die Organisation schlichtweg ungesund, weil vor allem mittel- bis langfristig eine Personalfluktuation unvermeidbar wird. Die Assistenzärzte folgen nämlich dem führungsverantwortlichen Arzt im erstgenannten Beispiel nur, weil sie müssen und weil es im Grunde jeder Arzt muss, wenn er in der fortschreitenden medizinischen Ausbildung weiter vorankommen möchte und es sich nicht *verscherzen* will. Besonders in Erinnerung wird der Kaderarzt dem Nachwuchs hingegen nicht sein, weil die einzelnen jüngeren Ärzte als Kollektiv von etwaigen Teambildungsprozessen weit entfernt sind. Wahrscheinlich ist, dass talentierte Ärzte bei sich bietender Gelegenheit abspringen.

Explizit *top-down* führende Kaderärzte wenden immer wieder ein, dass jüngere Ärzte gleichwohl mit Respekt zu ihnen aufschauten. Respekt in Bezug auf das fachlich Geleistete, durchaus plausibel; mit Blick auf die zwischenmenschliche Beziehung bestimmt nicht. *Angst* oder *Einschüchterung* trifft es wahrscheinlich eher (Maxwell, J.-C., 2018, S. 12). Angst davor, etwas falsch zu machen oder eine falsche Frage zu stellen. Dabei ist der Faktor Angst einer der grössten Leistungshemmer überhaupt, da Menschen sich nicht trauen, Ihre Vorschläge einzubringen, eine Frage aufzuwerfen oder grundlegend überhaupt etwas zu hinterfragen. Zu gross die Angst des Unterstellten, am Bein des Chefs zu sägen. Um auf den Einwand zurückzukommen: gewiss, auch ausschliesslich über das Standing agierende Vorgesetzte erzeugen eine Wirkung. Die Herzen werden Sie aber nie gewinnen. Ihre Mitarbeiter werden sich nie für das Team zerreissen, die berühmt-berüchtigte Extra-Meile gehen oder freiwillig zwei Stunden überziehen. Im Gegenteil, die Mitarbeiter werden sich auf ein Minimum an investierter Energie beschränken (solange ich mich um meine Patienten kümmere, reicht das aus… Das ist nicht mein Job…) und sich in eine Selbstschutz-Zone zurückziehen (Da kann er mir nichts, da kann ich in Ruhe meine Arbeit verrichten…).

Mit verheerenden Folgen: die *Was-kann-ich-nehmen-Denke* dominiert und eliminiert die *Was-kann-ich-dem-Team-geben-Mentalität*. Es besteht zwar ein formal definiertes Team, das sich allerdings substanziell zersetzt, weil jeder – im Grunde unbeabsichtigt – auf sich selbst schaut (Mach' doch selbst, wenn du das möchtest…). Das Maximum, das Sie erreichen, ist ein loses Nebeneinander in Form einer Gruppe, die sich von Tagesvisite zu Tagessprechstunde angelt, sollte sie sich zwischenzeitlich nicht zufällig im Sinne einer Autopoiese organisiert haben. Die Führung über die Positionsdenke bleibt, was sie ist: Legitimität zur Einflussnahme aufgrund *blosser* Verortung im Organigramm. Die ist immer nur kurzfristig wirksam und erreicht nie jenes Ausmass, das für die Bildung eines Hochleistungsteams erforderlich wäre. Ganz zu schweigen von den übrigen emotionalen Verwerfungen und mentalen Entgleisungen, die unnötig Energie kosten (Also, das nächste Mal mache ich das sicherlich nicht mehr…). Eine sich selbsttragende Teamdynamik fehlt vollkommen. Alles empfinden Mitarbeiter dann als mühsam, langwierig.

Führungspersonen, die mit ihrem Titel wie ein Diktator oder Autokrat führen, nutzen sich ausserdem rasch ab und laufen früher oder später auf. Mitarbeiter sehen den vorgesetzten Arzt in seiner Wirkmächtigkeit zusehends limitiert, obwohl der Vorgesetzte selbst das meist anders sieht. Irgendwann hören seine Mitarbeiter gar nicht mehr zu, was den Chef zu noch heftigeren Reaktionen veranlassen kann. Mitarbeiterbeurteilungen mit Abschlussbezeichnung E, Verweise auf Organisationsreglemente und Organigramme oder das Geltend-machen der Weisungsbefugnis sind dann *die* Mittel der Wahl. Dann wird aus der zweiten Reihe gegen die eigene Ärzteschaft gearbeitet (ich bin ja hier der Leitende Arzt, und das wird hier schon noch jeder begreifen…). Das kann so weit gehen, dass betroffene *Clinical Nurses* auf Tauchstation gehen, sobald sie ihre Vorgesetzten aus der Chirurgie zu Gesicht bekommen, weil sie ahnen, dass deren Erscheinen nie etwas Gutes verheisst. Im Gegenteil, es gilt dann schnellstmöglich irgendetwas, irgendwie umzusetzen; nach dem Motto «bringt nichts, aber gefällt». Eine sehr ungünstige Voraussetzung für eine erfolgreiche Zusammenarbeit. Es geht immerhin um Patienten (Rotenstein, Sadun, & Jena, 2018).

Dabei verkennt der sich auf Gradautorität beziehende Arzt die ganz zentrale Systemlogik, die sich aus den folgenden Punkten zusammensetzt:

— Je weiter oben sich ein Arzt in einem Organigramm verortet sieht, je grösser die Anzahl geführter Ärzte und je umfangreicher die Verantwortung ist, desto mehr wird er – im positiven Sinne gesprochen – zum Diener seiner eigenen Organisation. Auf die Sozialkompetenz kommt es an (Matter, 2018). Das «Kennenlernen über Hierarchie- und Professionsgrenzen hinweg» ist vor allem mit Blick auf die interprofessionelle Zusammenarbeit nicht mehr wegzudenken (Wyss, 2019, S. 50).
— Er dient nicht eigenen Interessen, sondern all jenen, die dem Klinikum dienen. Keiner darf sich wichtiger nehmen als die Klinik. Wenn Sie als Klinik- oder Departements-Leiter gar in der Spitalleitung sitzen, dürfen Sie Ihre Interessen nicht höher werten als jene der Klinik *und* des Gesamtspitals. Der vielfach ausgezeichnete, österreichische Führungsexperte Fredmund Malik geht näher darauf ein. «Echte Leader fragen nicht: ‹Was will *ich*, was passiert *mir*?› […]» (2017, S. 22), um dann fortzufahren mit «An die üblichen Motivationen denken sie dabei nicht. Ihre Motivation und Kraft kommen aus der Aufgabe, die sich ihnen stellt. Sie akzeptieren ihre eigene Bedeutungslosigkeit relativ zur Aufgabe. Sie stellen sich in den Dienst der Sache» (S. 22).

– Das eröffnet spannende Gestaltungsspielräume, die eine Führungsperson hauptsächlich dafür nutzen sollte, die für sein Team bestmöglichen Arbeitsvoraussetzungen zu schaffen. Die Interessen der Mitarbeiter gilt es, zu berücksichtigen.[6] Deren Knowhow muss – wo sinnvoll – in Ihren Entscheidungsfindungsprozess konsultativ miteinbezogen werden. Sie behalten das letzte Wort (Ferguson, 2016). Und trotzdem erhöht die gezielte Einbindung Ihrer ärztlichen Kollegen die Akzeptanz einer zukünftig getroffenen Entscheidung (Uittenbogaard, 2018).

Eine «Führungsposition-innehaben» und *Führen* hängen nicht zusammen (Maxwell, 2013). Es gibt Menschen, die ohne Führungsposition führen. Und es gibt Menschen, die in einer Führungsposition nicht führen respektive führen können (Maxwell, 2018). Letzteres zeigt sich leider nur allzu oft in Form des grassierenden Mikromanagements, wobei sogenannte Chefs Ihre Mitarbeiter über Key Performance Indizes in nutzlose Raster zu pressen versuchen. Ersteres hingegen wird greifbarer, wenn wir uns den Anfängen von Sir Joseph Lister zuwenden, der die Entwicklung der Chirurgie im Vereinigten Königreich des 19. Jhd. revolutionierte:

Vermutlich war das Listers erster Gedanke, als er eines Tages 1852 die trübe Flüssigkeit sah, die durch den Verband seines Patienten sickerte. Er schob den nassen Verband zurück, und aus der eiternden, entzündeten Wunde schlug ihm ein ekelhafter Fäulnisgestank entgegen. Der eine erkrankte Patient genügte, und schon bald wütete auf Erichsens Station eine Hospital-Gangrän. Lister wurde umgehend mit der Behandlung der Infizierten beauftragt. Dass man ihn mit einer so verantwortungsvollen Vorgabe be-

---

6 Vgl. Unterkapitel 3.2.

traute, zeigt, welches Ansehen der junge Assistent inzwischen genoss. (Fitzharris, 2018, S. 93)

Infolge seines gezeigten fachlichen Könnens führte beziehungsweise beeinflusste der junge Lister sein Umfeld. Eine eigentliche Position benötigte er dazu nicht. Er führte aus der dritten Reihe.

Short Summary (Wesentliche Laborwerte)

> *"Positional leaders look for security based on title more than talent."*
> **(Maxwell, 2018, S. 10)**

— Das Erlangen einer «Position» ist Ausgangs- und nicht Endpunkt (Maxwell, 2013).
— Das ausschliessliche Führen über den Titel oder die Position ist die tiefste, bescheidenste Form der Einflussnahme.
— Ihre Ärzte folgen Ihnen, weil sie *müssen* (Maxwell, 2018, S. 8). Ein Satz, den man auf dieser Stufe von Mitarbeitern zu hören bekommt ist «es haben alle aufgeatmet, als dieser Oberarzt ging...».
— Seniorität, Titel oder ein 15-Jahre-Jubiläum im selben Haus machen noch keine erfolgreiche Führung.
— Schlüsselelemente sind Normen. Dabei bilden Organisationsreglemente, Organigramme, Weisungsbefugnisse, Mitarbeiterbewertungsbögen etc. die Grundlagen.
— Der positionsgetriebene Boss erzeugt häufig ein leistungsminderndes Umfeld der Angst (immer, wenn unser Chef in den Ferien ist, läuft es super...).

- In der Welt des Positionsdenkens dominiert die *Ich-Kultur*. Ein echtes *Wir-Gefühl* fehlt völlig (Malik, 2017, S. 24). Obwohl einzelne Mitglieder der Abteilung oder des Klinikums talentierte Mitarbeiter sind, bleibt das Leistungspotential der Gruppe weitgehend ungenutzt. Wahrlich eine Verschwendung von Ressourcen – um nur ganz kurz in die semantischen Sphären des Managers abzudriften.
- Systematisch gelebte Gradautorität hat eine extrem hohe Halbwertszeit und führt dazu, dass «Ihnen ihre Mitarbeiter die geringstmögliche Arbeitsenergie schenken» (Maxwell, 2013, 3:07). Sie machen nur das, was nötig ist. Nicht mehr und nicht weniger (das ist nicht meine Aufgabe...).
- Spezifische, punktuell ausgeübte Gradautorität kann jedoch unabdingbar sein. In diesen Fällen wirkt sie sich auch nicht weiter negativ auf das Beziehungsgeflecht und das Teamgefüge aus. Im Gegenteil, sie kann die Wirkmächtigkeit des Kaderarztes stärken (Es war gut, hat er da kurz die Zügel an sich gerissen, nachher war ja wieder gut...).
- Je höher Sie in einer Klinik- oder Spitalorganisation steigen, desto gefragter und gewichtiger sind Ihre Sozialkompetenzen, und zwar ungleich mehr als Ihre Fachkompetenz (Matter, 2018; Wyss, 2019).
- Reflexion: Was sind die zentralen Forschungsergebnisse des norwegischen Psychologen Thorleif Schjeldrup-Ebbe im Rahmen der Feldstudie zum Verhalten von dominanten Hühnern in Hühnergruppen. Wie lassen sich diese mit den oben festgehaltenen Kernaussagen verknüpfen?

Was als nächstes nötig ist, um sich von der reinen Funktionsautorität zu lösen, ist Gegenstand des nächsten Kapitels.

3.2 Aufbau von Vertrauen als erste und sogleich wichtigste Führungsmassnahme: die natürliche Autorität

"People who are unwilling or unable to build solid, lasting relationships soon discover that they are also unable to sustain lasting, effective leadership."
(Maxwell, 2018, S. 13)

"People do not care how much you know until they know how much you care."
(Maxwell, 2014, S. 44)

Sobald eine Führungsperson eine Führungsposition erhält, muss sie die eigenen Mitarbeiter aktiv angehen und in einzelnen Gesprächen kennenlernen. Damit beginnt sie erstmals, über den Tellerrand der Position hinaus zu führen. Indem nun beispielsweise ein Kaderarzt spezifisch Einzelgespräche einplant und durchführt, setzt er erste Zeichen, die seinen mitarbeitenden Ärzten signalisieren: ich möchte intakte Beziehungen aufbauen und Vertrauen schaffen. «Beziehungen» sind *das* Schlüsselelement dieser Führungsstufe (Maxwell, 2018, S. 12).

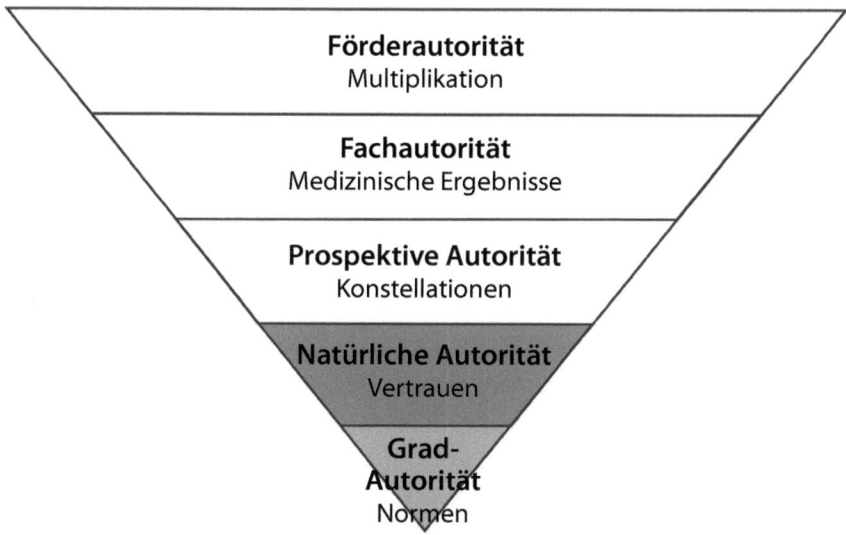

Abbildung 2
Zweite Führungsstufe – Natürliche Autorität; Einfluss über Vertrauensbildung

Förderautorität
Multiplikation

Fachautorität
Medizinische Ergebnisse

Prospektive Autorität
Konstellationen

Natürliche Autorität
Vertrauen

Grad-Autorität
Normen

Anmerkung. **In Anlehnung an: John C. Maxwell, 2018, S. 8.**

In den ersten Einzelgesprächen – ob formell oder informell – stehen die folgenden fünf, konkreten Ziele im Mittelpunkt. Das Fragenstellen dient Ihnen als Türöffner:

1. Antworten auf Fragen zur Persönlichkeit: *Wer ist* mein Mitarbeiter als Mensch? Genauer: welche Biografie hat er? Was hat ihn geprägt? Welche Werte leiten ihn, nach welchen Prinzipien handelt er? Woher kommt er? Was treibt ihn an? Welche Sprachen spricht er? Was ist ihm menschlich wichtig? Gibt es gemeinsame Erfahrungen im Sinne eines geteilten Kollektivgedächtnisses, das wo-

möglich den Baubeginn einer Beziehungsbrücke beschleunigt? (Ah, Sie haben auch an der Universität Zürich studiert und sind dann am Boston Children Hospital tätig gewesen…)

2. Antworten auf Fragen zu den Fähigkeiten / Fertigkeiten: *Was tut mein Mitarbeiter als Mensch mit seiner ganz spezifischen Fachexpertise? Spezifischer: worin liegen seine fachlichen Stärken? Wo hat er vorher gearbeitet. Was hat ihn zum Wechsel bewogen? Was hält ihn? Inwiefern kann ich mit ihm welche Gesamtwirkung herbei*führen*. Welche Wirkung erreiche ich Team-intern, wenn ich Ihn so oder so in Stellung bringe? Was sind seine Erwartungen an einen Vorgesetzten und ans Arbeitsumfeld generell? Worauf legt er im zwischenmenschlichen Umgang wert? Was mag er gar nicht leiden?

3. Indirekt: Das Zeigen von Wertschätzung und Offenheit. Sie nehmen sich ja bewusst die Zeit, mehr zu den vorangehenden Punkten in Erfahrung zu bringen (Respekt, ein Chef, der sich für meine Person interessiert…). Das gezeigte, *echte* (sic!) Interesse ist sehr wertvoll, weil ihr Mitarbeiter das Verhalten mehrheitlich spiegelt. Er fängt an, sich ebenfalls offen zu zeigen. Wenn nicht gleich sofort, so wird er es – sofern Sie den Kurs halten – irgendwann doch tun. Die Wahrscheinlichkeit ist ziemlich hoch. «Denn Menschen leben, was Menschen sehen» (Maxwell, 2014, S. 100). Einer Ihrer Oberärzte kopiert sozusagen dieses gezeigte Verhalten womöglich auch in Gesprächen mit seinen Assistenzärzten. Das ist ein entscheidender Moment, weil hier das Aufbauen von Beziehungen mit dem Vorleben gewünschter Verhaltensweisen einhergeht. Als Kaderarzt leben Sie Positives vor. Ihre Mitarbeiter werden es Ihnen gleichtun – ganz im Sinne von *actio* gleich *reactio*. Dieser Mechanismus führt schon mittelfristig über den Multiplikator-Effekt zur beabsichtigten, positiven und selbsttragenden Teamdynamik. Dieser Effekt setzt hier zwar *noch nicht*

ein (mehr dazu in den Kapiteln 3.3 und 3.5). Aber die hierzu notwendigen Bedingungen werden *hier* geschaffen, weil Sie eben *hier* Ihre natürliche Autorität auszuleben und die sich bietenden Gestaltungsfreiräume auszufüllen beginnen.

4. Landen von Zufallstreffern: Wenn Sie Glück haben, gelangen Sie hier bereits zu einer ersten, fachlich sehr hilfreichen Insider-Information. Sollten Sie ein Team übernehmen, das schon lange zusammenarbeitet und nun mit Ihrer Person einen neuen Gesamtverantwortlichen erhält, ist das der erste Vertrauensbeweis Ihres Mitarbeiters ihnen gegenüber. Auch dieser Aspekt ist wichtig, weil hier die ersten Berührungspunkte von Führung und Management geschaffen sind. Dass Sie den ersten Kontakt zu ihrem Mitarbeiter erstellen wollten, hat bereits dazu geführt, dass sie eine für zukünftige Planungsvorhaben entscheidende Information gewonnen haben. Unter dem Titel «Echte Leader zwingen sich zuzuhören» finden sich im Werk von Malik (2017) ergänzende Erläuterungen an der Stelle «Sie wissen aber auch, wie wichtig gerade deshalb jene Informationen sind, die sie nur von den anderen bekommen können, insbesondere von der Basis ihrer Organisation. Sie bringen immer wieder neu den Willen, die Zeit und die Selbstdisziplin auf, zuzuhören – weil sie auch wissen, dass sie ansonsten das Vertrauen ihrer Organisation verlieren würden» (S. 23).

5. Eine erste Gelegenheit schaffen, ihrem Mitarbeiter für die Zeit und die Offenheit zu danken. Denn es gilt die Devise «Loben Sie, was Sie sehen möchten» (Johner, 2015). Schliesslich dienen Sie als Vorgesetzter ihren Mitarbeitern und wollen die für sie besten Voraussetzungen schaffen. Achten Sie für die nächste Gesprächsrunde unbedingt darauf, ob «Sie wirklich aufgenommen haben, was der andere sagt». «Haben Sie versucht, sich hineinzufühlen in das, was Ihren Gesprächspartner beschäftigt [...]?» (Wasner, S. 1).

Zwei Aspekte gilt es bei der Führung auf Grundlage der natürlichen Autorität besonders hervorzuheben. Erstens das *Prinzip der Einheitlichkeit*: Im Vorfeld der Gespräche ist unwesentlich, ob der eine oder andere Mitarbeiter auf den ersten Blick nahbar oder weniger nahbar, sympathisch oder weniger sympathisch scheint. Es spielt keine Rolle. Es darf keine Rolle spielen. Der erste Eindruck zählt zwar oft, darf aber auch nicht überbewertet werden. Dass *Sie* als Führungsperson den Kennenlern-Prozess initiieren, ist, was zählt. Das bleibt *Ihre* Aufgabe. Kommen Sie ins Gespräch. Lernen Sie Ihre Leute kennen. Sie handeln im Rahmen Ihrer Eigenverantwortung, die zum Nachnamen *Führungsverantwortung* heisst. Die Aufgabe ist eine *Führungs*aufgabe. Und die gute Nachricht: Sie werden hierfür nicht sonderlich viel Aufwand leisten müssen. Die zugrundliegende Haltung Ihren Mitarbeitern gegenüber macht den entscheidenden Unterschied. Das betont auch Malik (2017), wobei er auf die «Manieren» näher eingeht (S. 29):

> Es geht um schlichte Dinge, wie zum Beispiel darum, dass man «bitte» und «danke» sagt, die Leute ausreden lässt, ihnen zuhört, ihnen nicht ins Wort fällt, sie nicht anschreit, seine Launen nicht zeigt, diese nicht an anderen auslässt. Es sind Dinge, die man von Kind auf lernt und wenn man es als Führungskraft mit Leuten zu tun hat, bei denen das nicht so war, muss man es von ihnen am Arbeitsplatz eben verlangen und darf in dieser Beziehung keine Kompromisse machen. Rüpelhaftes Verhalten darf nicht geduldet werden. Das alles hat mit Stil nur wenig zu tun, sondern mit Korrektheit. Mangelnde Korrektheit kann man mit Stil nicht kompensieren. (S. 30)

Wenn Sie selbst Ihre Unterstellten kennenlernen wollen, werden Sie schliesslich deren Verhalten besser verstehen. Das bedeutet nicht, dass Sie gleich alles akzeptieren brauchen. Aber wenn Sie als Führungskraft registriertes Verhalten besser verstehen können, zeigen Sie sich entsprechend zu handeln imstande. Sie werden besser einordnen können, warum Ihnen ein neu eingestellter Leitender Arzt bisweilen distanziert bis leicht schroff reagierend begegnet, wenn Sie später erfahren, dass sich seine vier bisherigen Chefärzte immer mit seinen Lorbeeren geschmückt hatten. Das gezeigte Verhalten brauchen Sie als fünfter Vorgesetzter persönlich noch lange nicht gutheissen. Das hat Malik (2017) oben auch gezeigt. Aber Sie werden definitiv zu begreifen in der Lage sein, welche Geschichte dem Verhalten vorausgeht (Was hat ihn geprägt?) und können entsprechend reagieren: *ich registriere das und verstehe das. Ich werde alles daransetzen, dass Ihre Erfolge den gebührenden Raum erhalten und auch Ihre Erfolge bleiben. Gleichzeitig ist mir ein respektvolles Miteinander enorm wichtig, weil wir nur zusammen die in dieser Klinik anstehenden Aufgaben meistern können. Auch das ist mir wichtig. Da brauche ich Sie.* Später haben Sie immer noch Gelegenheit im Rahmen einer Besprechung oder eines Kaffeekränzchens vor ärztlichen Kollegen kurz auf seine gefragte Expertise zu verweisen. Ihre Haltung zu solcherlei Themen werden Ihre Mitarbeiter schnell registrieren und ihre Haltung ebenfalls adaptieren (Der ist ja anders, bei dem gebe ich noch mehr Einsatz…). Mit den für das Spital erfreulichen Nebenwirkungen: wenn Sie diesen Punkt erreichen, lassen ihre Mitarbeiter bewusst oder unbewusst zu, geführt zu werden. Auch der zuvor enttäuschte Leitende Arzt wird Ihnen eine Chance geben (Endlich einer, der für mich einsteht…). Wenn Sie hier reüssieren, wird seine ohnehin schon gigantische Arbeitsmotivation nochmals hochschnellen.

Zweitens liegt der Fokus auf der «Führungsstufe» der natürlichen Autorität klar auf den zu Beginn dieses Kapitels aufgezählten Punkten eins bis drei. Dabei ist der dritte der Vorbildwirkung *zentral* für langfristigen Führungserfolg. Es wurde weiter oben bereits festgehalten, dass der Beziehungsaufbau und ebendiese Vorbildwirkung eng miteinander verknüpft sind. Im Grunde sind sie zwei Seiten derselben Medaille. Dass sich eine Führungsperson mit anderen Menschen im Berufsalltag sozial vernetzt – sprich Brücken baut – ist die *conditio sine qua non* für erfolgreiche, wirkungsorientierte Führung. Die vorausgehende soziale Interaktion führt dazu, dass sich Ihre Mitarbeiter der Klinik und Ihnen gegenüber loyal zeigen, sich demzufolge mit der Klinik sowie dem Team identifizieren und – noch besser – sich langfristig an die Klinik binden, sich mehr einbringen, noch mehr leisten, mehr weiterhelfen, für jeden einzelnen Kollegen mehr rennen und die Klinik *für* den Patienten auf ein anderes Niveau heben «*wollen*». Mitarbeiter werden Ihnen als deren Vorgesetzen folgen, weil sie «*wollen*» (Maxwell, 2018, S. 8). Damit schafft eine Führungsperson die Voraussetzungen, um langfristig wirkungsvoll zu führen. Erfolg ist noch nicht garantiert – ein Abrutschen ins sozial schädliche Mikromanagement ist immer noch möglich – aber wahrscheinlicher denn je.

Warum ist das so? Am besten lässt sich das erneut anhand der Brückenanalogie erklären. Erst, wenn die Pfeiler auf genügend solidem Fundament stehen und die Brücke zum grössten Teil fertiggestellt ist, können Fahrzeuge bestimmter Gewichtsklassen von der einen auf die andere Seite gelangen. Sie muss weder komplett fertiggestellt – hier und da fehlt noch die Montage von Geländern für den Gehsteig der Fussgänger oder fehlen Streicharbeiten an diversen Bauelementen – noch jeden Tag neu saniert werden. Trotzdem muss sie regelmässig überprüft und an einigen Stellen repariert werden. Kutrzeba (2017) geht in dieselbe Richtung, indem er die zwischenmenschliche Brücke mit «Beziehung» und dann «Kooperation» in Verbindung bringt. «Er-ziehen steht aus meiner Sicht dafür, jemanden dort hinzuziehen, wo man die Person haben will. Besser wäre das Wort ‹Be-Ziehung› im Sinne von Begleitung. […] Statt jemanden in eine Richtung ziehen zu wollen, sollte man besser eine Kooperation anstreben und das als Basis für das Gelingen sehen» (S. 155). Es findet demnach eine Verlagerung von Funktion zu «Beziehung» statt. Diese Änderung mit Blick auf Ihre Haltung respektive Ihr Verhalten nehmen Ihre Mitarbeiter sofort wahr. Genauso verhält es sich mit den Beziehungen im klinischen Alltag zwischen den verschiedensten Ärzten und anderen, nicht minder erfolgsentscheidenden Mitarbeitern. Erst, wenn Sie als Kaderarzt wissen, dass zumindest erste belastbare, zwischenmenschliche Verbindungen gelegt sind, können Sie Ihren Mitarbeitern langfristig wirkungsvoll Aufträge erteilen. Effektives Delegieren setzt nämlich Vertrauen voraus (Sprenger, 2012a, S. 266).

Ab diesem Zeitpunkt wird es ausserdem problemlos möglich, dass Sie Ihren Mitarbeitern – falls situativ erforderlich – schonungslos Feedback geben können, ohne, dass Ihre Äusserung in den falschen Hals gerät. Die Wirkung ist eine gänzlich andere, weil zuerst eine soziale Brücke installiert worden ist. Dieser Zustand unterscheidet sich diametral von der zuvor beschriebenen Art der Positions-getriggerten Einflussnahme. Denn ein offen ausgetragener Konflikt oder eine sehr direkt kommunizierte Entscheidung schadet dem zwischenmenschlichen Miteinander nicht (mehr), sondern kann die Beziehung sogar tragfähiger, noch leistungsfähiger machen. Nicht vermeidbare Konflikte haben dann ganz andere Vorzeichen, weil sie soziokulturell anders verarbeitet werden. Sie zersetzen das Teamgefüge nicht, sondern stärken es (Ferguson, 2016). Selbstverständlich ist denkbar, dass zwischenmenschliche Kontakte auch dann geknüpft werden, wenn eine neu zusammengewürfelte Gruppe gleich von Beginn an fachlich abliefern und schlicht funktionieren muss. Dann ist der Prozess aber iterativ, wenig systematisch und der Output tendenziell ein Zufallsprodukt. Es hätte im Nachgang ja auch knallen können oder Dinge wären unausgesprochen geblieben.

Sie werden also nicht umhinkommen, die zu Beginn des Kapitels dargelegten Schritte 1 bis 5 durchzuarbeiten. Der erste Schritt wird höchstens einfacher. Gehen müssen Sie ihn trotzdem.

Indem Sie sich diesem Prozess öffnen, verdeutlichen Sie auch, dass es um geteilte Haltungen und nicht um geteilte Meinungen geht. Im Mittelpunkt steht fortan das Glattstreichen zunehmender zwischenmenschlicher Schnittstellen (Schmitz et al., 2017; Frenk et al., 2010). Überall, wo das Zwischenmenschliche blockiert ist, hemmt das die medizinische Leistungserbringung (Enwereuzor et al., 2020). Auch hier verdeutlich ein Beispiel aus dem Leben des jungen Joseph Lister (Fitzharris, 2018), was damit gemeint ist – wenn auch in etwas ausgeprägterer Form eines symbolischen Aktes:

> Lister erwarb sich schnell das Ansehen und die Bewunderung seiner Kollegen. Die ernste Zurückhaltung, die er am UCL an den Tag gelegt hatte, schien sich unter seien jungen, oft wilden Assistenten in Luft aufzulösen. Er lud sie zu grossen **Abendessen [Hervorhebung durch den Autor]** ein und war sogar dabei, als sie den Reklameaufsteller eines Edinburgher Kurpfuschers stahlen. Die Diebe trugen den Aufsteller johlend zum Krankenhausgebäude, wo sie ihn feierlich verbrannnten. (S. 115)

Dieser spezifische Fall zeigt, dass sich Lister in einem kollegialen Umfeld wohler fühlte, was sich auf seine Arbeit positiv auswirkte. Das bedeutet im Allgemeinen aber nicht, dass ein Arzt jederzeit allen gefallen muss. Oder dass jederzeit alle Herausforderungen sofort gemeistert werden müssten. Darum geht es nicht. Es wäre auch nicht möglich. Vielmehr ist zentral, die Mitarbeiter abzuholen, den Draht zu Ihnen aufrechtzuerhalten. Sie erkennen zu lassen, dass Sie sich von morgens bis abends für das Wohl der Klinik und der Mitarbeiter bestmöglich einsetzen, dass die Mitarbeiter für die Leistung der Klinik und für den Patienten oberste Priorität haben. Wenn diese Botschaft übermittelt ist und Sie Ihre Kollegen zu Entscheidungen auf dem Laufenden halten, haben sie die auf dieser Stufe wesentliche Wirkung erzeugt. Malik (2017) bringt die bisher erarbeiteten Inhalte abschliessend auf einen gemeinsamen Nenner:

> Vertrauen, wie es im Zusammenhang mit Führung wichtig ist, beruht nicht auf bestimmten Gefühlslagen, obwohl es solche erzeugen kann, sondern aus der Logik einer Situation. Es entsteht aus **konsistentem Verhalten**, Verlässlichkeit und dem, was man als **charakterliche Integrität [Hervorhebungen durch den Autor]** zu bezeichnen pflegt. Das ist zwar ein grosser Begriff, was sich aber letztlich dahinter verbirgt, ist etwas Einfaches, was im Prinzip jede Führungskraft leisten kann: ‹Meinen, was man sagt, und auch entsprechend handeln, sowie halten, was man verspricht.› Zwei weit verbreiteten Missverständnissen sei vorgebeugt: Man beachte, dass zu meinen, was man sagt, nicht bedeutet, alles zu sagen, was man meint. Das wäre in der Wirklichkeit unserer Organisation naiv. Als Führungskraft wird man sich zu überlegen haben, was man sagt, vor wem und wann. Wenn man sich aber entschliesst, etwas zu sagen, **dann muss es so gemeint sein [Hervorhebungen durch den Autor]**. Und man beachte zweitens, dass das nicht heisst, dass man seine Meinung nicht mehr ändern darf. Man darf, und es wird sogar öfter der Fall sein müssen als früher, weil sich die Lage in jeder Organisation heute rascher verändert als vielleicht je zuvor. Man muss nur bekanntgeben, dass man seine Meinung geändert hat, und wenn man gut führen will, wird man seine Meinungsänderungen auch noch begründen. (S. 157)

Im folgenden Abschnitt sind die wesentlichsten Schlüsselbegriffe aufgelistet.

Short Summary (Wesentliche Laborwerte)

– Ihre Ärzte folgen Ihnen, weil sie «*wollen*» (Maxwell, 2018, S. 8, 13).

– Das «Schlüsselwort» lautet «*Beziehung*» (Maxwell, 2018, S. 13).

– Ohne Beziehungsgestaltung, kein Vertrauen. Ohne Vertrauen kein effektives Delegieren (Sprenger, 2018). Sir Alex Ferguson, der erfolgreichste Trainer, den der Fussballverein Manchester United je hatte, formuliert es ganz einfach: «It is much easier to do difficult things if others like you» (2016, S. 119).

– Als Führungsperson denken Sie «[…] *wir* statt *ich*. Sie wissen, was ihre Mitarbeitenden und die Organisation leisten, und sie *erkennen das an*. **Der Erfolg in der Sache ist ihnen wichtig, nicht ihr Erfolg als Person»** (Malik, 2017, S. 24).

– Ihr wirksamstes Führungsmittel ist das «Fragen-stellen» (Kutrzeba, 2019, S. 43 f.).

– Gezielte *W*-Fragen helfen in der Vertrauensbildung weiter: seit *wann* ist das so? *Wie* handhabt ihr das? *Was* benötigen Sie? Allgemein? Im Speziellen von mir, damit Sie ihren Job erfolgreich machen können? *Wie* kann ich Sie hier unterstützen?

– Wenn Sie führen, werden Sie bis zu einem gewissen Masse ebenfalls geführt. Führung, ohne selbst geführt zu werden, ist nicht möglich.

– Etwas Beruhigendes gleich vorneweg: Sie sind als führungsverantwortlicher Arzt nicht die wichtigste Person (Malik, 2017). Das sind die Ärzte Ihres Teams, zumal – wie es auch gelebt werden sollte – der fachlich stärkste Arzt seine Zeit im OP und nicht in Klinik- und Projektleitungssitzungen vertrödelt. Wenn Sie das als führungsstarker Kaderarzt erkennen, im Hinterkopf behalten und die in den nachfolgenden Kapiteln enthaltenen Tipps beherzigen, merken Sie, dass das ihrer Autorität überhaupt *keinen*

Abbruch tut. Im Gegenteil, es ist der Start hin zum Hochleistungs-team! Und Sie dürfen diesem vorstehen.

- Mit Blick auf die Unversehrtheit und Funktionsfähigkeit zwischen-menschlicher Beziehungen sind *Sie als Führungsperson* gefordert. (Maxwell, 2014). Egal ob Sie in Konflikten im Recht oder Unrecht sind, gilt der Grundsatz: Störungen haben Vorrang. Alles andere blockiert das Zwischenmenschliche. Wo das Zwischenmenschli-che blockiert ist, lähmt das die medizinische Leistung zugunsten des Patienten. Um diesen geht es ja (Ferguson, A., 2016).
- Sozialkompetenzen sind wichtig, zumal heutzutage in Spitälern nicht zuletzt aufgrund der sich verändernden Berufsbilder und der einsetzenden Projektflut die Fähigkeit zum Schnittstellenver-ständnis immer wichtiger wird (Frenk et al., 2010, S. 12).
- Handeln Sie unterstützend.

In diesem Kapitel ist erstmals angedeutet worden, dass Führungs-kräfte für nachhaltigen Führungserfolg ihren Fokus von «was ist mir wichtig» auf «was ist den Teammitgliedern wichtig» verlagern müs-sen. Wie das aufgebaute Vertrauen nun effektiv operationalisiert werden kann, ist Gegenstand des nächsten Unterkapitels.

3.3 Das Anpassen von Konstellationen als Demotivationsblocker: die prospektive Autorität

"In a well-led organization, 90 percent of decisions are made by the people close to the problems – at the level of implementation. The other 10 percent are tough decisions that must be made by a leader."

(Maxwell, J.-C., 2014, S. 109)

In den vorangehenden zwei Kapiteln haben Sie als Arzt eine Führungsposition erhalten und die wesentlichsten Beziehungsbrücken zu ihren Mitarbeitern aufgebaut. Nun geht es darum, dass Sie die aus Erstgesprächen gewonnenen Erkenntnisse zielführend in erste konkrete Massnahmen übersetzen. Damit sind immer **fünf Wirkungsfelder** tangiert, die – einmal richtig beackert – langfristigen Führungserfolg *wahrscheinlicher* machen. Der Clou dabei ist, dass die damit gemeinten Handlungen denkbar logisch und branchenübergreifend anwendbar sind. Erschreckend ist aber zugleich, wie selten das Führungsriegen beherzigen – und das übrigens genauso branchenunabhängig.

Abbildung 3

Dritte Führungsstufe – Prospektive Autorität; Einfluss über die «Konstellation»-Steuerung

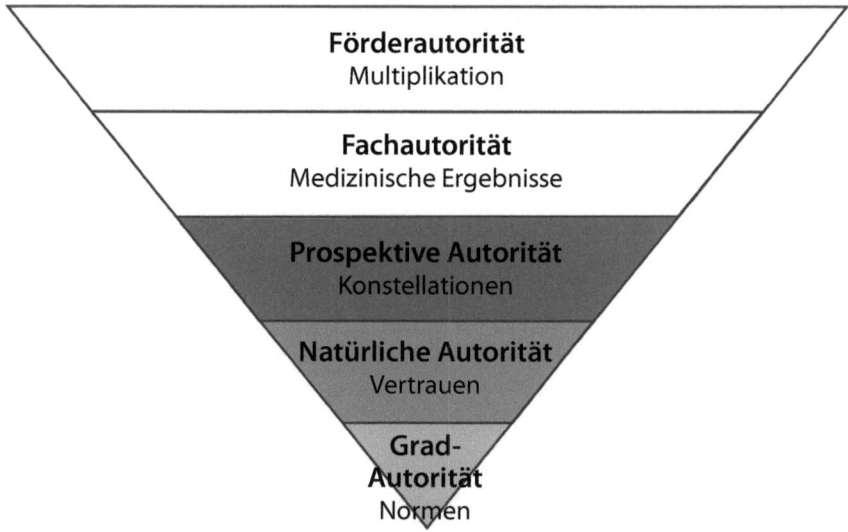

Anmerkung. **In Anlehnung an: John C. Maxwell, 2018, S. 8 und Christof Schmitz, Marcel Zwahlen und Peter Berchtold, 2019, S. 1360.**

Auf den Punkt gebracht, lässt sich zusammenfassend vorwegnehmen, dass Sie als Führungskraft primär die Führungsverantwortung dafür haben, all jene Dinge zu beseitigen, die Ihre Direktunterstellten und Mitarbeiter «demotivieren» (Sprenger, 2018, S. 91). Was heisst das genau? Damit ist nicht etwa gemeint, dass Sie zu allem und jedem «Ja und Amen» sagen und sich einlullen lassen, sondern minutiös darauf achten, was Ihre Mitarbeiter in deren Alltag hindert, die eigentlichen Kernaufgaben zu verrichten. Dabei geht es noch nicht einmal um ein positives Umformulieren der obigen Ausgangsfrage, nämlich was meine Mitarbeiter *befähigen* würde – das ist Teil des nächsten Kapitels – sondern ganz simpel um das Finden von Antworten auf die Fragen «Was stört den Arbeitsfluss der einzelnen Teammitglieder?», «Was drückt die Stimmung der Menschen im Team?» oder «Welche Konstellationen, Werte, Abmachungen beeinflussen die Arbeitsmoral negativ».[7] Genau, Sie lesen richtig. Für einmal steht die «positive Kraft des negativen Denkens» im Vordergrund (Sprenger, 2013, 3:55 ff.). In der Führungslehre ist nämlich trotz zahlreich erschienener Arbeiten zum Thema Motivation nach wie vor unklar, was Menschen genau motiviert. Forscher sind sich aber mehrheitlich einig darin, was Menschen «*de*motiviert» (Sprenger, 2018, S. 23 u. S. 91).

Wir wollen uns an dieser Stelle auch nochmals in Erinnerung rufen, dass die weiter oben genannten, zwischenmenschlichen Fragestellungen alle Management-bezogenen Aspekte vorerst ausschliessen. Erst, wenn Sie zu managen beginnen – operieren, eine Sprechstunde durchführen, planen, Projekte in Angriff nehmen – erweitert sich das Spektrum um fachliche Fragen wie «Was stört die einzelnen Arbeitsabläufe eines Ophthalmologen und seiner technischen Operationsfachfrauen bei einem Katarakt-Eingriff?» oder «Welche technischen Abläufe, Räumlichkeiten, Prozesse beeinflussen die Arbeitsmoral negativ beim Ein- und Ausschleusen im Perimeter des OP?».

Wenn Sie also ganz in der Denke des zwischenmenschlichen bleiben, gelangen Sie über kurz oder lang meist zu den nachfolgend näher ausgeleuchteten Top-5-Feldern der Demotivation. Das trifft sowohl für Ihre Mitarbeiter als auch Sie selbst zu, weil Sie Ihrerseits immer auch einen Vorgesetzen haben.

---

7   Auch eine selbstkritische Frage muss hier zwingend platziert werden. Bin ich selbst mit meinem Mikromanagement ein Stimmungskiller? Vgl. dazu Kap. 4.

1. Kompetenz- und Aufgabenprofil: Über etwas reden müssen, wovon man keine Ahnung hat. Eine Arbeit ausüben, für die mir die nötige Qualifikation / das nötige Wissen fehlt. Wenn also ein HNO-Arzt im Rahmen seines militärischen Wiederholungskurses zum Thema «Handchirurgie» referieren muss.
2. Leitung: Mit einem Chef zu tun haben, der für niemanden und nichts Zeit aufbringen kann und immer gestresst ist.[8] Wenn beispielsweise ein Viszeralchirurg immer seltener das Skalpell sieht und im OP steht. Oder wenn ein Departementsdirektor das Fällen von Entscheidungen unnötig hinauszögert.
3. Führungsrhythmus: Immer noch nicht wissen, wann der nächste Austausch stattfindet. Wenn zum Beispiel ein Belegarzt seine Praxis auf dem Campus der Klinik umbauen will und seine Absprachen mit dem Bauprojektleiter dauernd ad-hoc geschehen.
4. Erwartungen: Unsicher sein, was jetzt wichtig ist und / oder vom Vorgesetzten eingefordert wird. Wenn sich Leitende Ärzte und Oberärzte fragen, was der Chefarzt mit der Klinik zu erreichen gedenkt.
5. Wechselwirkung: Dinge verlangen, die man gar nicht einhalten und die auch sie / er «da oben» nicht einhalten kann. Wenn ein Führungsverantwortlicher betont, es sei enorm wichtig, dass sich die Mitarbeiter an A halten, während dieselbe Person trotzdem noch B macht. Oder wenn ein Stellvertretender Chefarzt das nötige Equipment nicht verfügbarmachen kann.

Wenn Sie als ärztliches Kader in den genannten Feldern die Dinge zum Besseren verändern wollen, bedienen Sie sich der **Top-7-Wirkungshebel!** Diese gilt es, in den folgenden Passagen herzuleiten. Auf den ersten Blick wird der eine oder andere nun erneut ein-

---

8 Genau, das lässt sich bis zu einem gewissen Masse managementfrei lösen. Unglaublich!

wenden, dass oben aufgeführte Felder der Demotivation ja auf die Sache selbst abzielen, folgerichtig Management-Hebel herzuleiten seien. Das stimmt nicht ganz. Es ist richtig, dass potenzielle Management-Hebel Wirkung zeigen, diese aber nicht ansatzweise mit dem Effekt von Führungshebeln vergleichbar sind. Der ausschliesslich über Management erzielte Effekt wird immer überschaubar und von kurzfristiger Dauer sein. Erst in Kombination mit vorgreifender Führung werden die mit Management erzielten Effekte spürbarer und verstärken dann ihrerseits wiederum jene der Führung. Wie gelingt diese sowohl gedankliche als auch praktische Unterscheidung noch einfacher?

Wenn es um die Umsetzung der nachfolgend zu beschreibenden Wirkungshebel geht, sei Ihnen die Unterscheidung zwischen «Tool» und «Konstellation» ans Herz gelegt. Ein Management-basiertes «Tool» dient immer einer kurzfristig anhaltenden Reparaturleistung, erzeugt isoliert und nur kurzfristig eine verwertbare Lösung.

Wenn Sie aber das Teamgefüge Führungs-bezogen mittels Änderungen zentraler Grund-«Konstellation» beeinflussen, ist die damit einhergehende Wirkung nachhaltig und die eingenommene Sichtweise ganzheitlich. «Konstellationen» sind mit einer mittelbaren, systemischen Einflussnahme verbunden. Das kostet weniger Energie und bietet allen Mitarbeitern einen Orientierungspunkt. Dieser Punkt vereinfacht es Mitarbeitern, eigenständige Entscheidungen innerhalb ihres Aufgabenbereichs zu treffen. Mitarbeiter treffen diese dann «im Sinne des Chefs», was diesen wiederum entlastet. Das ist der Grund, weshalb Mikromanager immer überfüllte Agenden haben, während sie sich (vergeblich) alles selbst zu merken versuchen. Mitarbeiter, die ausschliesslich mit Managern – oder schlimmer – Mikromanagern arbeiten, warten selbst immer auf den nächsten, sozusagen abgenickten Zwischenschritt. Das beseitigt jedwede Proaktivität und Kreativität, weil letzten Endes selbst der inhaltlich beste Vorschlag am Gutdünken des Königs scheitert. Wozu denn sich also die Mühe machen? Wieso zwei geniale Ideen vorschlagen, wenn sie an der unzulänglichen Allein-Entscheider-Instanz scheitern?

Als erfolgreiche Führungsperson wollen Sie aber möglichst rasch Mitarbeiter um sich haben, die selbst führen – auch wenn Sie dann eine für Ihre Bereiche elementare Dynamik auslösen, die stärker ist als Ihre eigene! Auch das ist positiv. Ersteres erzeugt nämlich dezentral einsetzende Subführung mit Zug zum Ziel, das «Alles-ab-nicken-wollen» hingegen eine konformistische, initiativlose Gefolgschaft mit geringer Sogwirkung (Sprenger, 2018). Dezentralisierte Leadership gelingt nur über den Zauberstab der «Konstellations-änderung». Was bedeutet das nun mit Blick auf die Top-7-Hebel? Wie sehen die genau aus? Wie können Sie diese betätigen?

3.3.1 Sich mit Blick auf die Mitarbeiter fragen: «Machen sie, was sie können?» und «Können sie, was sie machen?»

"If you lead people who are falling short of their potential, you need to start asking why. Have you put them in their strength zone?"
(Maxwell, 2014, S. 197)

<u>Ad: Über etwas reden müssen, wovon man keine Ahnung hat. Eine Arbeit ausüben, für die mir die nötige Qualifikation / das nötige Wissen fehlt.</u> Sie können nun jenem HNO-Arzt, der mit dem Halten eines Referats beauftragt worden ist, deutlich machen, dass Sie ja der Chef seien und ausserdem ja irgendjemand dieses Referat halten müsse.

Eine mögliche Option, aber die denkbar schlechteste. Oder wir nehmen an, Sie hätten sich erst wenige Tage zuvor kennengelernt, seien sich grundsätzlich sympathisch und hätten eine erste Vertrauensbasis geschaffen. Vor diesem Hintergrund schildern sie in einem Gespräch mit ihm, dass Sie an seine Fähigkeiten als Arzt glaubten und überzeugt seien, dass das ein gutes Referat sein werde. Und genau an dieser Stelle wird deutlich, dass eine Vertrauensgrundlage allein noch keinen Erfolg verspricht, sondern unmittelbar nach der zuvor geschaffenen Vertrauensautorität jene der prospektiven *zwingend folgen muss*. Obwohl sich beide sympathisch sind, wird das am grundsätzlich fachlichen Wissen des HNO nichts ändern. Er ist und bleibt kein Handchirurg, ein Handchirurg kein HNO.

Als Vorgesetzter des HNO-Arztes könnten Sie sich jetzt die neudeutschen «Tools» zunutze machen, indem Sie ihm eine zusätzliche Stunde zur Vorbereitung einräumten. Auf die Einhaltung der Vortragsstruktur pochend, verdeutlichten Sie während einer Viertelstunde, wie wichtig und nützlich es sei, die Einleitung entsprechend länger zu gestalten und den Hauptteil zu kürzen. So kämen nur die wesentlichsten Punkte vor, die zu einem gewissen Masse auch von einem HNO behandelt werden könnten. Sie ahnen bereits, dass das alles suboptimal ist. Eine knappe Stunde vergeudet für eine halbe Stunde Vortrag.

Um ein Vielfaches leichter wird die Sache, wenn Sie innerhalb einer Minute die «Konstellation» ändern und so systemisch auf ein Miteinander im Team einwirken. Sie entscheiden als Führungsperson, dass der HNO zur postoperativen Schmerztherapie bei HNO-chirurgischen Eingriffen referiert, während der Handchirurg Behandlungsmethoden bei Arthrose in den Händen beleuchtet. Jeder macht also das, was er kann. Die genannte Lösung respektive damit verbundene Methodik mag für dieses Beispiel zugegebenermassen trivial zuweilen banal erscheinen. Doch in der Komplexität des Alltags findet sie immer noch zu wenig Beachtung. Allzu oft sind Kader vergeblich darum bemüht, Konstellationsdefizite mit Tools zu hyper-kompensieren – was nebenbei nochmals bemerkt, nie gelingt – statt über die Konstellationen selbst. Nicht zur Krankenhauskultur passende Ärzte werden dann im Rahmen der Personalentwicklung in Kursen als Personal entwickelt, ja regelrecht zur gewünschten Person hin geprügelt. Für Unsummen von Geld, das ein Spital nicht hat. Entscheidend ist doch vielmehr die Frage: was ist bei der Rekrutierung passiert? An Fragen dieser Art orientieren sich viel zu wenige Führungsleute. Sie unterschätzen immer noch die enorme mittel- bis langfristige Wirkung der «**Konstellationssteuerung**».

Warum ist die oben gefundene Lösung nachhaltiger als die erstgenannte? Weil der HNO-Arzt logischerweise sein Metier beherrscht. Keiner braucht ihm das Vorgehen erklären, das weiss er selbst am besten. Dafür hat er jahrelang eine Ausbildung absolviert und ist jährlich zum Besuch von Fortbildungsveranstaltungen in Höhe festgelegter Punktezahlen verpflichtet. Auf genau diese

Abstimmung von Kompetenz- und Aufgabenprofilen
(Wirkungshebel 1)

kommt es also an. Die Handlungs- beziehungsweise «Entscheidungskompetenz liegt *immer* am Ort der Informationen» (Marquet, 2014, 7:12). Immer. Mitarbeiter erledigen jene Aufgaben, wofür sie ausgebildet und / oder zertifiziert sind. Und das erledigen sie selbst am besten. Dann erübrigt sich auch der Bedarf nach dem komplett überbewerteten, Management-getriebenen Konzept der «Führung über Ziele», neudeutsch «Management by Objectives». Wenn Sie den Wirkungshebel 1 betätigen, ist die Führung über Ziele höchstens eine Schlussfolgerung. Der Ausgangspunkt hiesse dann treffender **Leadership by Congruence**. Führung kommt vor Management. Wenn Ihre Mitarbeiter wissen, wovon sie reden und was sie tun, müssen Sie ihnen nicht alles Schritt für Schritt erklären. Das ist auch nicht effektiv. Es muss zuerst erneut das richtige Ding in Arbeitsstellung gebracht werden, bevor das Ding richtig bearbeitet wird. Das «Was» wird immer zuerst vom «Wer» her gedacht. Das «Wer» muss auf das «Was» abgestimmt sein, bevor Sie zu delegieren beginnen. Selbstverständlich kann das nicht immer zu 100 Prozent gewährleistet sein. Systematische, wiederkehrende, massive Abweichungen wirken demotivierend und dürfen nicht die Regel sein, weil ansonsten vermutet werden muss, es sei die falsche Expertise an Bord geholt worden. Das liegt dann immer in der Verantwortung der Führungsperson. Personelles ist nämlich *immer* Chefsache und kann **nicht** delegiert werden. Das steht im heftigen Widerspruch mit dem outgesourcten Assessment-Wahn, an dem sich nur externe Beraterfirmen eine goldige Nase verdienen und der «einen Konformitätsdruck erzeugt» (Sprenger, 2016, 0:09 ff.).

AUS DER PRAXIS – AUFTEILUNG ARBEIT ÄRZTE UND CLINICAL NURSES IM KANTONSSPITAL WINTERTHUR

Nachfolgender NZZ-Artikel von Simon Hehli (2016) verdeutlich, wie wichtig es ist, Mitarbeiter das tun lassen zu können, was sie am besten beherrschen.

Die Viertelgöttinnen in Weiss
Ärzte müssen weniger Papierkram erledigen, die Pflegenden erleben eine Aufwertung ihres Jobs: Ein Pilotprojekt in Winterthur macht gleich zwei Berufsgattungen glücklich.

Wie ein Häufchen Elend sitzt der alte Mann am Tisch beim Fenster. Karin Steele kniet sich hin, um nicht von oben herab mit ihm zu sprechen. Der Patient ist wegen eines Leistenbruchs im Kantonsspital Winterthur (KSW), doch in der Nacht hat ein Messgerät auch Aussetzer beim Herzschlag registriert. «Das müssen wir genau anschauen», sagt Steele. Dann kontrolliert sie die Wunde am Bauch des Bettnachbarn und stellt zufrieden fest, dass diese nicht mehr blutet. Den Mann treibt aber noch etwas anderes um: Im Spital kommt er unmöglich auf seine drei Liter Bier, die er sonst täglich trinkt. Hilft eine Tablette für den Entzug? Steele wird es abklären.

Ein paar Zimmer den Flur runter entlässt Daniela Holderegger einen Patienten, dessen Leistenbruch erfolgreich behandelt worden ist. Sie gibt ihm das Arztzeugnis und die Rezepte für die Schmerzmittel. «In zwei Wochen kommen Sie zur Nachkontrolle, machen Sie bis dann nichts, was weh tut. Duschen ist okay, Baden noch nicht.»

Der Arzt bleibt verantwortlich

Was Steele und Holderegger tun, sind traditionellerweise ärztliche Aufgaben. Doch Medizin studiert haben beide nicht: Sie kommen ursprünglich aus der Pflege – und sind jetzt Teil eines zukunftsweisenden Projekts. Seit 2014 sind in Winterthur sogenannte Clinical Nurses im Einsatz. Was in angelsächsischen Ländern schon seit Jahrzehnten ein Erfolgsrezept ist, findet langsam den Weg in die Schweiz. Die bisher zwölf Winterthurer Clinical Nurses – elf Frauen und ein Mann – sind erfahrene Pflegefachleute. Sie erfüllen eine neue Funktion, die zwischen den «Halbgöttern in Weiss» und den klassischen Pflegenden angesiedelt ist. Am Morgen gehen die Clinical Nurses auf Visite zu den Patienten, oft ist kein Arzt mehr dabei. Sie verfolgen genau den Heilungsverlauf, öffnen auch einmal die Naht einer Wunde oder beginnen bei zu hohem Blutdruck eine medikamentöse Therapie. **Es liegt in ihrer Verantwortung, Patienten fürs Röntgen oder für MRI-Untersuchungen anzumelden**

[Hervorhebung durch den Autor]. Kommen die Resultate zurück, schätzen sie ein, wie dringend ein Arzt einen Blick darauf werfen muss.

Weiter stehen die Clinical Nurses in regelmässigem Austausch mit der Patienten-Koordination, wenn es darum geht, die Nachbehandlung oder Plätze in der Rehabilitation zu organisieren. Und sie bereiten alle Dokumente für den Austritt vor. Die behandelnden Ärzte müssen nur noch unterschreiben. Bei den Medizinern liegt auch weiterhin die Gesamtverantwortung. «Es ist wichtig, dass wir unsere Kompetenzen, aber auch unsere Grenzen gut kennen», sagt Steele. Sie seien aber sowieso eher vorsichtige Typen. «Die Ärzte wissen, dass wir bei Unsicherheiten zu ihnen kommen», ergänzt Holderegger.

Beide Frauen sprechen von einer Win-win-Situation. Einerseits wird ihr eigener Job aufgewertet und spannender. Stefan Breitenstein, Leiter der Chirurgie am KSW, erzählt, es habe anfänglich bei den Pflegenden die Befürchtung gegeben, dass sie ihre besten Leute verlören – der Fachkräftemangel wäre dann einfach um eine Stufe verlagert worden. «Ich bin jedoch überzeugt, dass die neue Entwicklungsperspektive wieder mehr Leute motiviert, in den Beruf Pflege einzusteigen», sagt Breitenstein. Andererseits profitieren auch die Assistenzärzte vom neuen System. Denn sie sind es vor allem, die durch den Einsatz der Clinical Nurses entlastet werden.

Bedürfnisse der Generation Y

Statt wie früher vier sind nun nur noch zwei Assistenzärzte auf der chirurgischen Station anwesend. Die Nachwuchsmediziner müssen weniger Papierkram erledigen und können mehr Zeit im Operationssaal und in der Sprechstunde verbringen – das sind schliesslich die Tätigkeiten, wegen deren die meisten ihren Beruf gewählt haben. Die Generation Y, also die nach 1980 Geborenen, lege viel Wert darauf, im Job auch Spass zu haben, sagt Breitenstein. «Es bringt nichts, wenn junge Ärzte zu viel Stationsarbeit machen müssen, die sie **demotiviert [Hervorhebung durch den Autor]**.»

Um 15 Uhr 15 treffen sich die **Clinical Nurses und die Assistenzärzte mit drei Oberärzten zum Rapport [Hervorhebung durch den Autor].** Holderegger und Steele gehen alle Patienten durch, die ihnen zugeteilt sind. Nur bei den problematischen Fällen besprechen sie kurz mit den Oberärzten, was zu tun ist. Die Clinical Nurses bilden jeweils mit einem Assistenzarzt ein «Tandem». Sie führen die frisch von der Uni kommenden Nachwuchskräfte in die Stationsarbeit ein und profitieren im Gegenzug von deren medizinischem Fachwissen. Peter Mezel, der mit Holderegger zusammenarbeitet, **ist froh, dass er nun häufiger zum Skalpell greifen kann [Hervorhebung durch den Autor]** – und damit auch schneller auf die für den Facharzttitel nötige Anzahl Operationen kommt. «**Früher musste ich nach dem Ende der normalen Schicht noch stundenlang Berichte schreiben [Hervorhebung durch den Autor]**.»

Das Projekt dient nicht dem Sparen: Eine Clinical Nurse ist ähnlich teuer wie ein Assistenzarzt. Aber Breitenstein ist überzeugt, dass die Qualität steigt. Nicht nur wegen der höheren Motivation bei beiden Berufsgruppen, sondern auch, weil die Clinical Nurses für eine Kontinuität sorgen, die es mit häufig wechselnden Assistenzärzten nicht gibt. «So bleibt das Wissen auf der Station langfristig erhalten.»

Die Projektphase dauert bis Ende Jahr, dann geht das KSW zum normalen Betrieb mit den Clinical Nurses über. Die Ausbildung des Fachpersonals fand bisher vorwiegend «on the job» statt, doch das ändert sich bald. Die Zürcher Hochschule für Angewandte Wissenschaften (ZHAW) bietet ab Ende 2016 ein Weiterbildungsdiplom (CAS) an. Im Gegensatz zum KSW nennt die ZHAW die Absolventinnen und Absolventen «Physician Assistants» – auf eine Berufsbezeichnung muss man sich noch einigen.

Klar ist aber, dass die Fachleute nicht nur im Spital zum Einsatz kommen können, sondern auch im ambulanten Bereich. Sie können so Hausärzte entlasten, etwa indem sie selbständig Grippetherapien durchführen. Auf grosses Wohlwollen stösst die Entwicklung denn auch beim Ärzteverband FMH. «Sowohl bei Pflegefachpersonen als auch bei den medizinischen Praxisassistentinnen gibt es viel Potenzial, Ärztinnen und Ärzte zu entlasten und somit die Gesundheitsversorgung effizienter zu gestalten», sagt FMH-Präsident Jürg Schlup.

Manche Patienten sind verwirrt
Für Holderegger und Steele dauert der Arbeitstag bis ungefähr 18 Uhr, die geregelten Arbeitszeiten ohne Wochenend- und Nachtschichten sind ein weiterer Vorteil ihres Jobs. Sie schauen noch einmal bei den komplizierten Fällen vorbei. Einer Frau, die sich wegen Krebs einen Teil der Lungen entfernen lassen musste, sagt Holderegger, dass sie am nächsten Tag nach Hause gehen könne. «Ihre Blutwerte sind gut, doch Sie müssen noch fünf Tage Antibiotika nehmen.» Die Patienten reagieren gut auf die neue Berufsgattung – auch wenn sie manchmal ein bisschen verwirrt sind, weil sie noch an die frühere klare Unterscheidung Arzt/Krankenschwester gewöhnt sind. «Ich stelle mich als klinische Assistentin vor», sagt Steele. Falls es dann noch eine Erklärung braucht, fügt sie an: «Ich bin von der Pflege, arbeite aber eng mit den Ärzten **zusammen [Hervorhebung durch den Autor]**. (Hehli, 2016)

Die Entscheidungsgewalt liegt auch im beschriebenen Fall immer am Ort der Stärke, also dort, wo das notwendige Orientierungs- und Fachwissen vorhanden ist (Marquet, 2014, 7:12). Das Zitat am Anfang dieses Kapitels – *In a well-led organization, 90 percent of decisions are made by the people close to the problems: at the level of implementation* – fasst das wunderbar zusammen. Das garantiert auch automatisch wieder die Einheit von Rechten und Pflichten, die im Zuge willkürlicher Aufgabenzuteilungen (das haben wir schon immer so gemacht) vor allem in Verwaltungseinheiten grosser akutsomatischer Häuser allzu oft aufgelöst scheint. Das führt zu immens hohen Personalfluktuationsraten und schädigt effektive Führung langfristig (Martin, 2019)!

An dieser Stelle leuchtet erneut ein, warum es eminent wichtig ist, Erstgespräche zu führen. Wenn Sie nicht wissen, was jemand aus welchem Grund zu leisten bereit ist – die Person in ihrer Gänze nicht begreifen – sind Sie als Führungsperson nicht imstande, «Konstellations-Optionen» zu erkennen, geschweige denn zu ändern. Vielleicht gelingt Ihnen hier und da ein Glückstreffer. Mehrheitlich befinden Sie sich trotzdem im Blindflug und müssen sich mehrheitlich wirkungsloser «Tools» bedienen. Sie werden selten bis nie übers Managen hinauskommen.

Wenn Sie hingegen einen Draht zu Ihren Mitarbeitern aufgebaut und Sie sie ihren Stärken entsprechend eingesetzt respektive innerhalb des Teams richtig positioniert haben, ist die notwendige Bedingung für wirkungsvolles Delegieren erfüllt. Ihr Mitarbeiter wird die zugewiesene Aufgabe zügig und sauber lösen, weil Sie menschlich vorgängig intakte Beziehungen etabliert (3.2) und Ihre Mitarbeiter ihren Stärken entsprechend «in Stellung gebracht» haben (3.3.1). Damit beseitigen Sie einen demotivierenden Zustand gleich von Beginn weg. Das erleichtert Ihnen die Status-Kontrolle der erteilten Aufträge, weil die Fehlerquote vor allem dann geringer ausfällt, wenn Ihre Ärzte dort wirken können, wo sie voll aufgehen. Das entlastet gleichzeitig auch Sie, was Ihnen Zeit für Anderes lässt. Die zweite, hinreichende Bedingung führt uns zum nächsten Unterkapitel.

3.3.2 Stellvertretung definieren und den eigenen Handlungsspielraum vergrössern

"Before you attempt to set things right,
make sure you see things right."
(Maxwell, 2014, S. 13)

"Zhukov's favourite American general was Eisenhower,
who like himself was able to manage effectively a large and
complex organisation responsible for millions of soldiers.
Both men achieved this by surrounding themselves with loyal
and talented lieutenants […]."
(Robert, 2013, S. 315)

Ad: <u>Mit einem Chef zu tun haben, der für niemanden und nichts Zeit aufbringen kann und immer gestresst ist.</u> Wenn es Ihre Mitarbeiter damit zu tun kriegen, befinden wir uns in 99 von 100 Fällen in folgenden zwei Situationen. Entweder haben wir es mit einem Mikro-Manager zu tun oder mit einem Kaderarzt, der zwar alle bisher erwähnten Punkte beherzigt, aber in einem nächsten Schritt nun jene Konstellationssteuerung vernachlässigt, die mit seiner ganz persönlichen Selbstführung zusammenhängt. Nun möchten wir uns auch in diesem Unterkapitel nicht mehr mit Managementfragen auseinandersetzen und fokussieren sogleich auf den Führungsaspekt.

Die zweite, hinreichende Bedingung für effektives Delegieren ist nämlich dann erfüllt, wenn Sie ihr eigenes Fähigkeitsspektrum um ein ganz spezifisches Kompetenzprofil erweitern, und zwar in ergänzendem Sinne. Das tun Sie, indem Sie

eine Stellvertretung definieren, die Ihre Haltung teilt
(Wirkungshebel 2a),

dieselben Werte und Normen lebt und in inhaltlichen Fragen aber anderer Meinung sein kann, darf und soll. Teaminterne Dynamiken ändern sich grundlegend, wenn ein Stellvertreter definiert ist. Das bietet eine Vielzahl an Vorteilen. Erstens haben Sie mit ihrem Stellvertreter frühzeitig die Möglichkeit, Ideen auszutauschen und auf ihre Brauchbarkeit hin zu testen. Zweitens ist aus Sicht der mitarbeitenden Ärzte jederzeit ein Ansprechpartner anwesend. Dabei teilen sich der Leiter und sein Stellvertreter die Aufgaben nach einem Muster auf, das sich zum grossen Teil bewährt hat. So kümmert sich ein Stellvertreter klassischerweise um die Führung des eigentlichen Tagesgeschäfts, wirkt sozusagen primär operativ, als Innenminister, während die für die Einheit verantwortlich gezeichnete Person mit dem Pflegen der Aussenbeziehungen betraut ist, schwergewichtig strategisch arbeitet und das Personelle verantwortet. Der Leiter trägt immer die Führungsverantwortung der *gesamten* Organisationseinheit.

So zeichnet sich beispielsweise ein Chefarzt, der dem Departement Chirurgie vorsteht, für die Führung des Departements gesamtverantwortlich. Er sitzt aber in vielen öffentlich-rechtlichen Häusern in der Spitalleitung und ist Teil derselben und somit in strategischen Fragestellungen eingebunden. Er ist darum bemüht, zum Spitaldirektor «gute Aussenbeziehungen» zu pflegen und sein Departement ideal zu präsentieren, nicht zuletzt auch in diversen Kommissionen und Gremien. Ein Chefarzt oder Leitender Arzt als Stellvertretender Departementsdirektor ist zwar zur Vertretung befähigt, besitzt aber die grösste Stärke im Tagesgeschäft und in der operativen Umsetzung getroffener Entscheide. Im Grunde genommen leitet er das Departement. In dieselbe Richtung gehen Schmitz et al. (2019):

Vielfach beobachtbar sind beispielsweise Konstellationen, die ein Duo, z.B. einen Chefarzt und seine Stellvertreterin, in ihrem Innenkreis haben, wobei der erste vor allem nach aussen agiert, gerne ‹stark› auftritt und dazu neigt, deutliche Vorlagen zu spielen, während die Stellvertreterin nach innen ‹abfedert› und die Anliegen des Primus in für die Geführten annehmbare Formen übersetzt bzw. verhandelt. Wir kennen einige Kliniken, die exakt so funktionieren – wobei regelmässig die Chefärzte ihre Stellvertreter rügen, dass sie mehr so wie sie werden sollten, ohne zu registrieren, wie sehr sie selbst von dieser Übersetzungsleistung abhängen. (S. 1360)

Das verschafft dem jeweils verantwortlichen Leiter wiederum jene Zeit, die er für seine Kernthemen benötigt, wie zum Beispiel dem Kadernachwuchs oder das Besetzen wichtiger Stellen (Betriebswirtschafter / Klinikmanager). Das bedeutet nicht, dass der Stellvertreter nicht auch in derartige, nicht-delegierbare Aufgaben eingebunden und befragt oder um eine Einschätzung gebeten werden kann; aber die Aufgabe an sich kann nicht delegiert werden. Dazu gehören **definitiv das Personelle** oder die Kommunikation richtungsweisender Entscheide sowie die damit verknüpfte Sinnvermittlung.

Es versteht sich von selbst, dass die Rollen je nach Art des Betriebs und / oder Grösse der Station, der Abteilung, des Bereichs, des Departements oder des Gesamtspitals etwas anders interpretiert werden und einzelne Aufgaben unter verschiedenen Funktionsträgern bis zu einem gewissen Masse abgetauscht werden können.[9] In den Grundzügen bleibt die Aufteilung von Aufgaben entlang von «in-

---

9   Richtigerweise ist die hier skizzierte Aufgabenaufteilung vor allem in kleineren, ländlicheren Spitälern schwierig vorzunehmen. Vor allem Kaderärzte sind in solchen Häusern enormen Belastungen ausgesetzt, die sie leider nur sehr schwer bis gar nicht beeinflussen können.

nen-aussen» erhalten. Es wird abermals deutlich, dass verschiedene Ränge und / oder Funktionen gleichbedeutend sind mit dem Verrichten verschiedener Aufgaben. Sie sagen nichts über die Relevanz von Aufgaben an sich aus und sie haben nichts mit Prestige oder einer Positionsdenke zu tun. Zwei Praxisbeispiele beleuchten nun zahlreiche der bisher erwähnten Aspekte:

AUS DER PRAXIS – ORGANISATION DES ÄRZTLICHEN FÜHRUNGSKRÄFTE-TEAMS IM KINDERSPITAL ZÜRICH UND LUZERNER KANTONSSPITAL (LUKS)

Zum Kinderspital Zürich liegt ein Artikel aus dem HR-Today vor:
[…] Einer der trotz Arztberufung in die Tiefen des Managements eingetaucht ist, ist Stefan Altermatt, Leitender Arzt am Kinderspital Zürich. Der Chirurg hat einen Executive MBA an der Berner Fachhochschule absolviert und teilt seine Zeit heute etwa je zur Hälfte zwischen seinen Patienten und seinen Managementaufgaben auf. «Ich habe damals gesehen, dass wir zu wenig Managementkompetenz im Spital hatten. Und um dem Druck von aussen nicht hilflos ausgeliefert zu sein und Gesprächen mit der Politik und der Verwaltung gewachsen zu sein, habe ich den MBA gemacht», erklärt der 52-Jährige, der seine Zusatzausbildung als absolute Bereicherung empfindet, auch wenn er dadurch weniger Zeit für die Patienten hat. […].

Für Stefan Altermatt ist es vor allem wichtig, dass er und seine Kollegen sich ergänzen. Dass nicht jeder eine Managementausbildung [**gemeint Führungsausbildung; Anmerkung des Autoren**] hat, findet der Chirurg nicht nachteilig: «**Wir versuchen uns die Führungsaufgaben zu teilen, der eine übernimmt dann eben die Systemführung, der andere die Fachführung [Hervorhebung durch den Autor].**»

Dennoch sieht er in puncto Führung die grössten Herausforderungen für Ärzte in höheren Funktionen: «Vor 20 Jahren noch war der fachlich Beste auch der Chef. Und was der sagte, war Gesetz.» Doch dieses Modell funktioniere nicht mehr. «Heute wird von den jungen Kollegen viel mehr hinterfragt und deshalb sind Führungskompetenzen viel wichtiger als damals, als die fachliche Kompetenz noch alles andere überstrahlte.» **Da heute nicht mehr jeder Chefarzt es sich leisten könne, über alle Teilgebiete des von ihm verantworteten Fachgebietes den vollen Überblick zu haben, sei man viel mehr darauf angewiesen, seine Spezialisten gut einzusetzen [Hervorhebung durch den Autor]** – und das erfordere nun mal Führungskompetenz. [...]. (Zeng, S. 2009, S.1-2)

Zum Luzerner Kantonsspital erschienen im Mai 2020 in der Luzerner Zeitung zwei aufschlussreiche Artikel. Im ersten war zu lesen:

Dem neuen Chefarzt steht nun ein Co-Chefarzt zur Seite – Die Intensivmedizin am Luzerner Kantonsspital (LUKS) wird ab Sommer vom Chefarzt Philipp Venetz geleitet. Ein Co-Chefarzt, Andreas Bloch, wir ihn unterstützen: Die turbulenten Zeiten im Zentrum für Intensivmedizin (ZIM) des Luzern Kantonsspitals sollen ein Ende haben. Künftig werden ein Chefarzt, Philipp Venetz, und ein Co-Chefarzt, Andreas Bloch das Zentrum leiten. [...].

Dass sich das LUKS entschieden hat, dem Chefarzt einen Co-Chefarzt zur Seite zu stellen, hat eine Vorgeschichte: Vergangenen November wurde das Zentrum für Intensivmedizin nämlich selbst zu einem Fall für die Intensivstation. Zu viele und zu schwere Fälle brachten das Personal an den Rand des Zusammenbruchs. Notfallmässig halbierte das Spital die Betten von 22 auf 11.

Der damalige Chefarzt, Lukas Brander, nahm eine Auszeit. Medinside berichtete hier darüber. Marco Rossi, Chefarzt der Infektiologie, übernahm zwischenzeitlich die Führung der Abteilung. Doch kaum hatte das ZIM Anfang dieses Jahres wieder zur Normalität zurückgefunden, mussten wegen Covid-19 die Kapazitäten plötzlich wieder massiv erhöht werden. Was dem Team zusammen mit dem Personal aus anderen Bereichen auch gelungen sei, wie das Spital mitteilt. [...]

Nun will das LUKS seine Intensivabteilung aber schrittweise wieder zum Normalbetrieb zurückbringen. Das neue **Führungsteam [Hervorhebung durch den Autor]** mit Philipp Venetz und Andreas Bloch soll im Juli seine Arbeit aufnehmen. [...]. (Medinside vom 6. Mai 2020, s. Literaturverzeichnis)

Auch im zweiten Ausschnitt wird der Wert der Stellvertreter-Regelung deutlich:

Zentrum für Intensivmedizin am Luzerner Kantonsspital unter neuer ärztlicher Leitung – Ab dem 1. Juli übernehmen Philipp Venetz als Chefarzt und Andreas Bloch als Co-Chefarzt die ärztliche Leitung des Zentrums für Intensivmedizin am Luzerner Kantonsspital. Mit der neuen **komplementären** Führungsstruktur [Hervorhebung durch den Autor] können die Prozesse weiter optimiert werden:

Das Luzerner Kantonspital (Luks) führte im Jahr 2012 unter anderem die klinische Plattform Intensivmedizin ein. Mit der Wahl von Philipp Venetz **zum Chefarzt und Andreas Bloch zum Co-Chefarzt des Zentrums für Intensivmedizin (ZIM) [Hervorhebung durch Autor]** per 1. Juli 2020 kann auch die Führungsstruktur weiterentwickelt werden, wie das Luks am Dienstag mitteilte.

Philipp Venetz ist ein ausgewiesener Facharzt (FMH Intensivmedizin und FMH Anästhesie) mit einem Fähigkeitsausweis als Notarzt (Sgnor). Wichtige berufliche Stationen sind das Inselspital Bern (aktuell Spitalfacharzt II) sowie das Kantonsspital Graubünden. Ergänzend arbeitete er als Notarzt bei der Air Zermatt – seit 1. Januar 2020 ist er dort ärztlicher Leiter. Venetz übernimmt als Chefarzt die **Gesamtleitung [Hervorhebung durch Autor]** des ZIM. [...]. (*zim* vom 5. Mai 2020, s. Literaturverzeichnis)

Das Arbeiten mit einer Stellvertretung wird umso wichtiger, je grösser und umfassender die zu führende Organisationseinheit wird. Sie können es sich immer weniger leisten, jederzeit von allem alles zu wissen, da sie ansonsten riskieren, von der schieren Masse an Aufgaben erdrückt zu werden. Das sind dann keine idealen Bedingungen, um Vorhaben proaktiv voranzutreiben. Sie müssen loslassen und vertrauen können. Wenn Sie grossen Organisationseinheiten vorstehen, gewinnen «Konstellationen» an Bedeutung, weil die Zahl möglicher «Konstellationen» logischerweise zunimmt (Schmitz et al., 2019, S. 1360). Ohne Konstellationssteuerung werden Sie es zeittechnisch nicht schaffen, alle einzelnen Vorhaben zu begleiten. Chefärzte, leitende Ärzte oder Stationsleiter können es sich zeitlich nicht leisten, darauf zu warten, dass sie zum Zentrum X den Entscheid Z freigeben. Ein Spital oder ein Regionalkommando mit 3.500 oder mehr Mitarbeitern können Sie nicht mehr nachhaltig und effektiv mit Einzeldirektiven leiten. Für Kaderärzte klar fassbare, in den Alltag übersetzbare sowie für Mitarbeiter, Kollegen und Nachwuchsärzte verständliche Handlungsrichtlinien ersetzen den überwiegenden Teil von Einzelentscheiden. Das Mikromanagement stirbt spätestens an dieser Stelle aus.

Sie müssen sich in einem nächsten Schritt auch von all jenen Aufgaben lösen, die ihre Mitarbeiter besser und / oder schneller machen können als Sie.

Umgeben Sie sich also mit Leuten, die besser sind als Sie (Wirkungshebel 2b).

Dann finden Sie nämlich die so wertvolle Zeit für all jene Aufgaben, die nur *Sie* für Ihre Leute erledigen können. Sie müssen nicht selbst alles am besten können (Unger-Köppel, 2016). Sie müssen aber verstehen, was nötig ist, damit der richtige Mitarbeiter den

Job zu erledigen in der Lage ist. Lindsey Fitzharris (2018) hebt das in einer Passage in ihrem faszinierenden Buch zu den chirurgischen Anfängen hervor: «[…] John Eric Erichsen, leitender Oberarzt der Chirurgie am University College Hospital […] war kein besonders versierter Operateur, dafür aber ein begnadeter Autor und Lehrer. Sein bekanntestes Buch ‹The Science and Art of Surgery› erlebte neun Auflagen und war jahrzehntelang das chirurgische Standardlehrwerk schlechthin» (S. 56).

Nur die nicht delegierbaren Aufgaben verbleiben bei Ihnen. Hier ist es angezeigt, im Sinne von Kapitel 3.2 die für sie oder ihn unabdingbaren Anhaltspunkte zu erfragen und so Ihren Mitarbeiter optimal zu unterstützen. Das reicht. Nur *das* müssen Sie erledigen. Aber Sie müssen es dennoch *tun*. **Dafür benötigen Sie auch den Charakter und die persönliche Stärke, das inhaltliche Feedback ihrer Mitarbeiter auszuhalten, sollte eine Antwort auf eine Frage kommen, die Ihnen persönlich vielleicht nicht «ins Konzept passt».** Aber das müssen Sie aushalten (Pathé, N., 2018). Nicht zuletzt deshalb werden Sie im Vergleich zu einem Oberarzt oder Assistenzarzt entsprechend höher entlohnt. Nicht für Titel, nicht für Prestige. Aber genau für dieses «Am-Ball-bleiben» und «Aushalten». Anders ausgedrückt: wenn diese etwas benötigen, müssen Sie mit aller Macht sicherstellen können, dass sie oder er jenen Support oder jene Voraussetzungen erhält, damit der Erfolg entsprechend herbeigeführt oder gar erzwungen werden kann. Sie zeichnen sich führungs*verantwortlich* dafür, dass ihre Mitarbeiter möglichst alle für die jeweilige Zielerreichung notwendigen *Voraussetzungen* vorfinden.

Wenn rein hypothetisch eine Klinik keinen Pandemieplan aus der Schublade holen und wie im Falle einer SARS-CoV-2-Pandemie nicht zügig agieren kann, findet das im Führungsversagen der jeweiligen Spital- oder Klinikleitung seinen Ursprung (John, 2019). Denn eine nicht delegierbare Aufgabe ihrerseits ist es, in Szenarien zu denken, Planungsprozesse zu initiieren und Vorsorgemassnahmen zu treffen. Ärzteschaft und Pflege werden eine Krisensituation suboptimal meistern können, wenn die Vorarbeit der vorangehenden Stufe nicht geleistet worden ist (Kozlowska, Gombau, & Rea, 2020). Es ist also unabdingbar, dass Führung zuerst ihre eignen Aufgaben zugunsten ihrer Mitarbeiter erledigt. So rasch als möglich. Das sind für Sie die wichtigen und dringenden Aufgaben! Die Bedeutung dieser eminent wichtigen Arbeit hat früher auch Chadi (2009) erkannt, weil «Physicians frequently receive instructions regarding these new demands from leaders who either do not possess a clinical background **or do not wish to occupy the leadership role they are occupying [Hervorhebung durch den Autor]**» (S. 52).

3.3.4 Sitzungsfrequenz standardisieren und Anschlussfähigkeit sichern

Im kürzesten Unterkapitel dieses Buches folgt der wohl effektivste Tipp. Vollkommen banal, in der Wirkung immer wieder massiv unterschätzt und leider immer noch selten zu 100 Prozent gelebt. Es geht um folgenden Fall: <u>Immer noch nicht wissen, wann der nächste Austausch stattfindet.</u> Standardisieren Sie soweit als möglich alle Austauschrunden.

Fixieren Sie Sitzungen vorgängig mindestens auf Jahresbasis und in einem Rhythmus **(Wirkungshebel 3)**.

Das schafft eine Vorausschaubarkeit. Die Mitarbeiter ihres Teams können ihrerseits die für sie notwendigen Vorbereitungen frühzeitig einplanen. Die unnötige Hektik weicht einer Ruhe. Dieser Wirkungshebel ist umso wichtiger, je mehr Menschen bei diversen Vorhaben zu koordinieren sind. Es stellt die Anschlussfähigkeit zum Managen hin sicher.

3.3.5 Greifbar machen, wohin Sie mit Ihrem Team wollen und worauf Sie dabei wertlegen

"The ultimate test for a leader is not whether he or she makes smart decisions and takes decisive decisions, but whether he or she teaches others to be leaders and builds an organization that can sustain its success even when he or she is not around."
(Maxwell, 2014, S. 47)

Ad: <u>Immer noch nicht wissen, was jetzt wichtig ist und / oder vom Vorgesetzten eingefordert wird.</u> Für die Herleitung dieses Hebels halten wir zwei bisher erwähnte Punkte fest. Erstens wissen Menschen grundsätzlich genau, wie sie Ihre Arbeit zu leisten haben. Im Rahmen ihrer Ausbildung haben sie die Grundfertigkeiten gelernt. Fortbildungen haben dazu ihr Übriges beigetragen. Der Fokus liegt hier auf dem Loslassen, den Mitarbeiter im Sinne der Erwachsenenführung arbeiten lassen. Zweitens haben wir zu Beginn von Kapitel 3.3. festgehalten, dass es einfacher ist, das Initiieren von Teamdynamiken vom Gesichtspunkt der «Demotivation» her zu denken. Reinhard Sprenger (2018) fügt dem sogar hinzu, dass allein der Mitarbeiter zur Motivation befähigt ist. Hier bewegt sich der Fokus weg von «was muss der Einzelne leisten» zu «wie kann ich unterstützen». Beide Aspekte nehmen bereits vorweg, worauf es in den kommenden Abschnitten ankommt. Wie enorm wichtig es ist, Menschen in ihrer täglichen Arbeit nicht zu einem vorgegebenen Fixpunkt hin zu «drücken», sondern sie in ihrem eigenen Wirkungsraum zu etwas hin zu «bewegen». Druck ist immer mit Gegendruck verbunden. Menschen zu etwas zwingen, können sie nicht, weil das Managen von Menschen in der Praxis nicht funktioniert. Das ist genau das, was Mikromanager und Kader mit Positionsdenke nicht verstehen. Menschen zu etwas hin-«bewegen» bedingt, dass Sie diese bereits «abgeholt» haben, Sie mit ihnen verbunden sind und über die Vertrauensbrücke interagieren. Zwang ist hier nicht nötig. Die Ursprünge der über «Bewegung» einsetzenden Teamdynamik sind intrinsisch verortet, jene mit «Druck» beziehungsweise Zwang extrinsisch.

Wenn Sie als ärztlicher Leiter Ihr Team zu etwas hin-bewegen möchten, ist es in einem nächsten Schritte empfohlen, die nichtexistente, überbewertete Motivation mit «Inspiration» zu ersetzen. Inspiration ersetzt das «Drücken» mit «zu-etwas-hin-bewegen». Einige unter Ihnen wenden an dieser Stelle vielleicht kritisch ein, dass das ein nicht minder abgegriffener, pseudo-esoterischer Begriff sei, der wenig bis gar nichts mit den Herausforderungen des Alltags gemein hat und am Ende des Tages zu nichts führe. Inspiration sei blosse Zeitverschwendung.

Gestatten Sie mir bitte die Bemerkung, dass Albert Einsteins Definition von Wahnsinn auf den oben eingebrachten Einwand zutrifft. «Die Definition von Wahnsinn, so soll es der geniale Physiker Albert Einstein einmal gesagt haben, ist, immer wieder das Gleiche zu tun und dabei andere Ergebnisse zu erwarten» (Pöpsel, 2019). Menschen tendieren vor allem bei finanziellen Fragen dazu, in unterschiedlich priorisierten Kategorien zu denken und zu handeln. Angenommen, Sie absorbierten Ihr gesamtes Führungsteam für die Entwicklung einer Vision – bestehend aus einem Chefarzt und vier Leitenden

Ärzten – dann betrügen die Opportunitätskosten zirka CHF 3.200.- am Tag. Das entspricht dem sogenannten entgangenen Nutzen, das heisst jener in Geld bemessenen Zeit, die Sie nicht beim / mit dem Patienten verbringen. Wenn Sie hingegen während einem Jahr aufgrund zahlreicher (meist zu oft abgehaltener) Sitzungen überziehen müssen, weil die Stossrichtung nicht klar oder der Sitzungsmodus ungeeignet ist und Planung und Kontrolle sowie Mikromanagement überhandnehmen, läppern sich die verschwendeten zusätzlichen halben Stunden nur so auf. Dann bewegen sich die Opportunitätskosten in 365 Tagen auf dem Niveau von rund 5.200 Schweizer Franken;[10] in zwei Jahren 10.400 Franken, in vier bereits 20.800 Franken. Anstatt die Opportunitätskosten zu vergleichen, halten viele Kader an der suboptimalen Lösung fest, ganz nach dem Motto: «Lieber das bekannte Unglück als ein unbekanntes Glück» (Grabbe, 2001, S. 5). Sie lassen fälschlicherweise ausser Acht, welche einmalige Gelegenheit sich bietet, Ihr Team tatsächlich auf die nächsthöhere Ebene zu bringen und eine überschaubare, einmalige Investition zu tätigen, die sich um ein vielfaches bezahlt macht. Worin der Autor aber den Kritikern Recht gibt, ist in der anfänglich besonders geforderten Hartnäckigkeit bei der Erarbeitung und Umsetzung. Das ist dann aber auch der Führungsmethodik und weniger der praktischen Nutzlosigkeit eines solchen Vorhabens geschuldet.

Wenn Sie nun als ärztlicher Leiter Ihr Team zu etwas hin-bewegen möchten, ist in einem zweiten Schritt empfohlen, die Inspiration in eine im hektischen Alltag verwertbare und greifbare Fassung zu bringen.

Das geht zuerst über den Sinn-Aspekt. Es braucht Sie keiner zu etwas zwingen, wenn Sie in der Arbeit einen Sinn sehen. Wir kennen alle das Gefühl, wie es ist, einer Arbeit nachzugehen, die aus unse-

---

10 Eine Sitzung pro Woche, die um eine halbe Stunde überzogen und mit 1 Chefarzt und 4 Leitende Ärzte durchgeführt wurde (16 Arbeitsstunden am Tag).

rer Sicht völlig sinnlos erscheint. Dann ist es bloss ein Ankämpfen. Ganz anders verhält es sich, wenn wir uns im Klaren darüber werden, wozu die Anstrengungen gut sind. Das macht es viel einfacher, sowohl physisch als auch psychisch belastende Phasen zu überwinden und sich zu sagen, dass am Ende schon alles gut kommen wird. Man wisse ja schliesslich, wozu wir hier seien. Von Nietzsche stammt der Leitsatz: «Wer ein WARUM zum Leben hat, erträgt fast jedes WIE» (Raitner, 2010).

Das sehen Sie auch bestätigt, wenn Sie sich Ihre lange Ausbildungsdauer bis hin zum erfahrenen Allgemein- oder Facharzt vor Augen führen. Sie hätten das unmöglich durchstehen können, wenn Sie in der zukünftigen Tätigkeit als praktizierender Arzt nicht einen Sinn darin gesehen hätten, Menschen zu helfen, gesund zu werden oder gesund zu bleiben. Wozu braucht es denn jetzt diese ominöse Inspiration? Die Durchhaltefähigkeit eines jeden Arztes reicht doch bei Weitem. Nein, tut es nicht (Chadi, 2009). Sie agieren in einem Spital bekanntermassen nicht als einzige Person, sondern immer *innerhalb* eines Teams und *innerhalb* einer Organisation, die bis zu 6.000 Mitarbeiter umfasst. Die Beziehungsbrücken bestehen zu vielen unterschiedlichen Partnern, die nie zu 100 Prozent austariert, geschweige denn statisch fixiert werden können. Im Zusammenhang mit der «Interprofessionellen Zusammenarbeit gewinnt das zusätzlich an Brisanz. «Die Gesundheitsversorgung ist aufgrund […] der […] zunehmenden Spezialisierung immer mehr fragmentiert. Häufig sind Fachpersonen unterschiedlicher Disziplinen und Gesundheitsorganisationen an der Behandlung eines Patienten beteiligt, gerade auch bei Patienten mit chronischen und multiplen Gesundheitsproblemen, deren Anzahl zugenommen hat» (Gerber, Kraft, & Bosshard, 2018, S. 1524).

Um dieses eigentlich wertvolle, zugleich immer labile soziale Beziehungskonstrukt in Balance zu halten, muss ein **Ausgleichsme-**

chanismus her. West et al. (2015) meinen damit «Create a sense of collective identity. They [gemeint: leaders. Anmerkung durch den Autor] encourage a strong and positive vision of the value of the team's/organisations's work and a sense of pride in the efficacy of the group» (S. 9). Die Eigenmotivation muss folglich über die Sinnhaftigkeit innerhalb eines Teams bewahrt, gemeinsam getragen und über die Zeit stabilisiert werden. Wo sie in einzelnen Bereichen zerstört ist, zerstört sie die Eigenmotivation und wirkt sich negativ auf das Teamgefüge aus. Diesen Ausgleichsmechanismus erhalten Sie, indem Sie

eine Vision erarbeiten (**Wirkungshebel 4a**).

Der Aussage des früheren deutschen Bundeskanzlers Helmut Schmidt «Wer eine Vision hat, der soll zum Arzt gehen» (zit. in Süddeutsche Zeitung, 2018) kann das differenzierte Bild von Steve Jobs entgegengehalten werden: «If you are working on something exciting that you really care about, you don't have to be pushed. The vision pulls you» (zit. in Winston, 2017). Eine Vision gibt Halt, schafft Orientierung, mit Zug nach vorn. Das heisst, eine Führung hin zu einer Vision ist nie reaktiv, sondern systemisch-vorwegnehmend. Sie funktioniert selbst dann, wenn Sie als ärztlicher Leiter abwesend sind. Denn das mit einer Vision verknüpfte Bild bleibt nach wie vor da, bleibt in den Köpfen Ihrer Mitarbeiter als Inspiration, Taktgeber und Orientierungspunkt hängen. Die Vision spiegelt die Lage wider, in der Sie sich und Ihr Team gerne befinden wollen. Es ist eine Vorwegnahme der gemeinsamen Zukunft in Bildern. Kein beliebiges, sondern das Ihrer Klinik. Nach einer aktuellen, weltweit durchgeführten Gallup-Umfrage 2017 fühlen sich gerademal «15 Prozent der Arbeitnehmer mit ihrer Arbeit emotional verbunden». Das habe auch einen direkten Zusammenhang mit dem «Weggang von Fachkräften und der Produktivität» (Kuehnel, 2018, S. 42). Organisationseinheiten mit engagierten Fachkräften, die sich mit der Firma identifizieren über-performen jene ohne um 202 Prozent (Kuehnel, 2018, S. 42).

Der Weg dorthin führt über Werte. Auch sie geben Halt und schaffen Orientierung. Das geschieht aber vermehrt mit Blick auf jene *Handlungen*, die nötig sind, um den gewünschten Zustand herbeizuführen beziehungsweise die Vision Wirklichkeit werden zu lassen. Das Übersetzen der Vision in die Realität ist nichts anderes als gelebte Führung (Maxwell, 2018). Wenn alles Handeln auf das Verwirklichen der Vision ausgerichtet ist und sich ebendieses Handeln an den vereinbarten Werten leiten lässt, entsteht überhaupt erst eine auf ein *gemeinschaftliches* Ziel hin ausgerichtete, sinnstiftende Arbeit. Arbeit bewegt sich dann in einem grösseren Ganzen und ist in einen übergelagerten Kontext eingebettet. Friedrich Nietzsches «Wozu» ist sozusagen greif- und spürbar.

Es ist ausserordentlich wichtig, die Vision gemeinsam mit Ihrem Team zu erarbeiten. Letzen Endes zählt nämlich, ob die Vision auch tatsächlich gelebt und von allen getragen wird. Dafür müssen sich Ihre Mitarbeiter identifizieren können. Dass das gelingen kann, zeigt eine kurze Anekdote aus dem Jahre 1961, als John F. Kennedy «[…] meeting a janitor while touring the NASA headquarters in 1961. After shaking hands, the President said: ‹I'm Jack Kennedy, what do you do?› The response: ‹Well Mr. President, I am helping put a man on the moon.›» (zit. in Kuehnel, 2018, S. 42). Der nachfolgende Case verdeutlicht, wie das im medizinischen Bereich genau geschehen und das Ergebnis am Ende aussehen kann.

Aus der Praxis – Vision, Mission und Führungsleitbild einer Klinik

Abbildung 4

Vision, Mission – Ein Beispiel für Sie

Unsere Vision		
Wir sind die führende ... Klinik in der gesamten Schweiz		
Kompetent: Wir verfügen über das grösste Fachwissen im Bereich X.	**Menschlich**: die Patienten fühlen sich bei uns besonders wohl, weil ...	**Nah**: Wir begleiten die Anwendung des Z sehr nah.

Mission		
Warum: bei allem, was wir zur Genesung unserer Patienten beitragen: Wir glauben an das enorme Potential und die Kraft der ... -Medizin als	**Wie**: Wir schaffen optimale Voraussetzungen, indem wir die zielführendsten Technologien und Methoden einsetzen. Nicht zuletzt über den interdisziplinären Austausch erweitern wir stets unseren fachlichen Horizont.	**Was**: Wir beraten unsere Patienten bestmöglich in der Wahl der Behandlungsmethode. Wir überwachen die korrekte, qualitativ hochwertige Anwendung des Therapieplans.

Anmerkung. In Anlehnung an einen eigens durchgeführten Workshop und in Zusammenarbeit mit dem Team, das durch den Autor begleitet wurde. Die Inhalte wurden in der Gruppe in mehreren Runden, zuvor in Einzelgesprächen und Themen-Kaffees erarbeitet.[11]

11 Die einzelnen Sätze wurden aus einer vom Autor vorgegebenen Sammlung vom Team ausgewählt. Die Sätze hat der Autor eigenständig verfasst.

Abbildung 5

Führungsleitbild – Ein Beispiel für Sie

So führen wir unsere Klinik		
Führungsleitsätze	**Managementleitsätze**	**Führungsgrundsätze**
Die erfolgreiche Führungskraft beschäftigt sich mit den Interessen der anderen, die erfolglose vorwiegend mit den eigenen. **Als Führungskraft dienen Sie ihren Mitarbeitern!**	Sie können nur Sachen managen, **Menschen müssen Sie führen.** Stärken stärken. Starke Schwächen nützen wenig.	**Problem talks creates problems, solution talks creates solutions.**
Kommen Sie mit Ihren Mitarbeitern ins Gespräch. Fokussieren Sie primär darauf, wie Ihre Mitarbeiter sprechen. Fragen sind dabei das zentralste Führungswerkzeug. Hören Sie dabei doppelt so viel zu, wie Sie selbst sprechen.	Klären Sie Ihre Erwartungshaltung an das Team: was sind ihre **Ziele und Regeln.** Legen Sie Ihre zugrundliegenden Absichten und Überlegungen dar.	Affirmation – **Appreciation** – Attention (!)
Klären Sie Ihre Erwartungshaltung an das Team: was sind Ihre Werte und Prinzipien. Klären Sie – vor allem bei neuen Vorhaben – **immer zwingend die Frage nach dem «Warum»** (Sinnvermittlung; Klärung des Kontexts).	Verhindern Sie als Leiter unbedingt das komplette Durchdenken von Abläufen nachgelagerter Ebenen. Das lähmt den Betrieb und drückt die «Produktivität». **Vermeiden Sie Mikromanagement (!).**	Hinter Jeder / Jedem steht eine Familie.
	Setzen Sie die für Ihren Organisationsbereich zu beachtenden **Standards.**	

Anmerkung. In Anlehnung an einen eigens durchgeführten Workshop und in Zusammenarbeit mit dem Team, das durch den Autor begleitet wurde. Die Inhalte wurden in der Gruppe in mehreren Runden, zuvor in Einzelgesprächen und Themen-Kaffees erarbeitet.[12]

Die Vision ist keine Worthülse mehr, sondern mit Inhalt gefüllt, symbolisch transportiert und im operativen Alltag brauchbar gemacht. Oben aufgeführte Bestandteile der Vision hat ein Team in Zusammenarbeit mit dem Autor in Form des untenstehenden Bildes gefunden beziehungsweise ausgewählt:

Abbildung 6
Vision als Bild – Ein Beispiel für Sie[13]

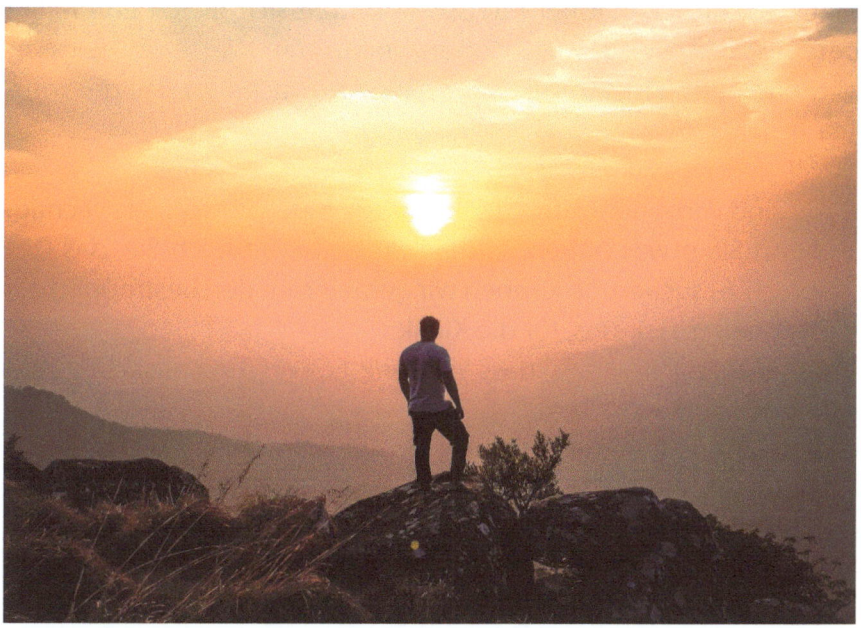

---

12 Die einzelnen Sätze wurden aus einer vom Autor vorgegebenen Sammlung vom Team ausgewählt. Die Sätze hat der Autor eigenständig verfasst.
13 Foto von Mathew Thomas von Pexels

Die Wirkungsreichweite der Vision lässt sich vergrössern, indem Sie als führungsverantwortliche Person in einem dritten Schritt

Ihre Erwartungshaltung klären beziehungsweise Verhaltensricht-linien definieren und kommunizieren (**Wirkungshebel 4b**).

Es geht um die Fragen, was Ihnen als Führungskraft im Miteinan-der am Herzen liegt, was Ihre Mitarbeiter wissen müssen, damit die Zusammenarbeit ihren Vorstellungen entsprechend gelingt und sich Ihre Erwartungen erfüllen. Denn als ärztliche Führungskraft «organisieren Sie Zusammenarbeit» (Sprenger, 2012b, 0:40 ff.). Die-ser Wirkungshebel ist der operativen Stufe zuzuordnen, aber als solcher immer noch Bestandteil von Führung, nicht von Manage-ment. Einige anwendbare Beispiele finden sich gleich unten. Sie berücksichtigen die weiter oben genannten Werte und eignen sich nach den Einzelrunden für eine Ansprache an das gesamte Team:

— Mir sind Vertrauen, Aufrichtigkeit und Respekt besonders wichtig. Wenn Sie etwas haben, das Sie umtreibt, bitte ich Sie, das Ge-spräch zu suchen. So können wir gemeinsam den bestmöglichen Weg gehen. Für uns, für die Klinik.
— Das setzt auch voraus, dass Sie pünktlich erscheinen…
— Integer sind, weil…
— Aspekt A, B, C beherzigen….
— Ich pflege im persönlichen Umgang immer eine Open-Door-Po-licy. Das heisst, ich bin in der Regel immer für Sie da, erreichbar, falls sie etwas mit mir besprechen brauchen.
— Im Sinne des langfristigen Erfolgs ermutige ich Sie, Verbesse-rungen offen anzusprechen. Es hat keinen Sinn, «die Faust im Sack» zu machen. Das möchte ich auf keinen Fall. 18 Augen sehen

schliesslich mehr als zwei. Ich bin davon überzeugt, dass wir nur gemeinsam stärker werden. Ich brauche Sie und setze voll auf Ihre Fähigkeiten.
- Etablieren einer Leistungs- und nicht einer Angstkultur: denn wir wollen ein Zusammen, nicht ein Neben- und schon gar nicht ein Gegeneinander.
- Wenn Sie Fragen haben, melden Sie sich jederzeit.

Der Effekt weniger, aber richtig gewählter Worte darf keinesfalls unterschätzt werden. Die erste brauchbare Massnahme, die die Abwanderung von Ärzten verhindert, ist gelebte Führung.

3.3.6 Alle Augen auf Sie gerichtet: leben Sie vor, was Sie einfordern

Ad: Dinge verlangen, die man gar nicht einhalten und die auch sie / er «da oben» nicht einhalten kann. Vertrauen können Sie nur dann als Wertemassstab vorgeben, wenn Sie selbst Vertrauen schenken. Sie möchten, dass Ihr Leitender Arzt offen Ihnen gegenüber ist, dann seien *Sie* offen. Der nachhaltige Erfolg nicht zuletzt der bisher angeführten Wirkungshebel hängt im Wesentlichen ab, ob Sie als Vorbild wahrgenommen werden oder nicht. Wenn Ihre Mitarbeiter Sie nicht als Vorbild wahrnehmen, schwindet Ihre Glaubwürdigkeit (Malik, 2017). Ihre Mitarbeiter könnten Ihnen schlimmstenfalls eine Doppelmoral unterstellen. Von George Orwells Animal Farm «All animals are equal, but some are more equal than others» sind Sie dann nicht mehr weit entfernt (zit. in beruhmte-zitate.de). Anders ausgedrückt: «[…] **persönliches Vorbild** und richtige Personalentscheidungen. Beide sind unerlässlich; beide vertragen keine Kompromisse» (Malik, 2017, S. 103). Das Festhalten an der Vorbildwirkung hängt unmittelbar mit dem Vermeiden von Demotivierendem zusammen. Also:

Leben Sie vor, was Sie sehen möchten (**Wirkungshebel 5**).

Jetzt stehen Ihnen in den Top-5-Feldern der Demotivation die dazugehörenden Top-7-Hebel zur Verfügung, die Sie unmittelbar in Ihrem Alltag anwenden können. Sie kosten meist keinen einzigen Franken oder Euro. Sie sind aber effektive, **kontextuelle Steuerungsmechanismen**. Als Führungsperson führen *Sie*. Sie beeinflussen dadurch die Arbeitsprozesse nicht unmittelbar selbst, indem Sie direkt, ja sozusagen mechanisch in Sachprozesse eingreifen, sondern mittelbar, weil Sie die erfolgskritischen Stärken Ihrer Mitarbeiter gekonnt «in Stellung bringen». Das wird immer an jenem Ort sein, an dem der grösstmögliche, auftragsbegünstigende Effekt erzielt werden kann. Genau hierin liegt denn auch der Schlüssel, wie Sie Mikromanagement vermeiden.

Mit den insgesamt sieben Wirkungshebeln ermöglichen Sie über Monate hinaus eine Art der Selbststeuerung, weil Ihren Mitarbeitern klarer sein wird, was zu tun ist. Sie verstehen, was Sie als verantwortlicher Arzt beabsichtigen und können den Rest weitestgehend «ableiten». Die Pflege der oben erwähnten Quer- und Diagonalabsprachen zu anderen Ärzten, Pflegekadern und nichtärztlichen Führungsverantwortlichen schafft aber ganz generell günstige Umweltbedingungen, unter denen die meisten von selbst für Sie Probleme zu lösen beginnen, ohne dass Sie komplizierte Anfragen zu hinterlegen brauchen oder ge-*mikromanaged* werden müssen.

Selbst wenn Sie als «Vorsteher» ausfielen, würden Ihre Mitarbeiter wissen, woran sie sich zu orientieren hätten: an das eigene, zurechtjustierte Aufgabenprofil, Ihren Stellvertreter, die Vision mit Zugkraft sowie die Ihrerseits vermittelten Werte und Normen. Vor allem aber werden sie sich langfristig so verhalten, wie Sie sich ihnen gegenüber gezeigt haben und sich an das halten, was sie vorgelebt hatten. Ihre Mitarbeiter werden die nötige Expertise in den standardisierten, vorkoordinierten Rhythmus einbringen und sich untereinander absprechen.

Short Summary (Wesentliche Laborwerte)

— Menschen folgen ihnen aufgrund der *Leistungsvoraussetzungen*, die Sie zugunsten des gesamten Teams, der gesamten Klinik oder einer anderen Organisationseinheit *prospektiv* schaffen.
— Ihre Mitarbeiter folgen Ihnen aufgrund dessen, was Sie für das Team oder die Klinik *vorbereitend aufgleisen.*
— Wenn Sie sich überflüssig machen, spielen Sie nicht nur in der Champions League, sondern gehen als Sieger hervor. Die höchste Kunst der Führung ist, sich überflüssig zu machen!
— Sie arbeiten ihrem Team zu, nicht umgekehrt!
— Als Spitaldirektor oder Stellvertretender Direktor dienen Sie nicht den Patienten, sondern dem medizinischen Personal. Das medizinische Personal dient dem Patienten.
— Hören Sie auf, Menschen zu motivieren. Fokussieren Sie sich vielmehr auf all jene Angelegenheiten, die für Ihr Team demotivierend sind. Räumen Sie diese aus dem Weg.
— Ihnen stehen **in fünf Wirkungsfeldern sieben Wirkungshebel** zur Verfügung, um Demotivation zu vermeiden. Sie steuern dabei über Konstellationen:
  • Wirkungshebel 1: Justieren Sie die Kompetenz- und Aufgabenprofile.

- Wirkungshebel 2a: Definieren Sie eine Stellvertretung, die Ihre Haltung teilt.
- Wirkungshebel 2b: Umgeben Sie sich mit Leuten, die besser sind als Sie.
- Wirkungshebel 3: Fixieren Sie Sitzungen vorgängig auf Jahresbasis.
- Wirkungshebel 4a: Erarbeiten Sie eine Vision.
- Wirkungshebel 4b: Klären Sie Ihre Erwartungshaltung.
- Wirkungshebel 5: Leben Sie vor, was Sie sehen möchten.

— Reflexion: inwiefern kann man behaupten, Führung sei = Struktur + Information?

Bisher haben Sie über Ihre Funktion, Ihre natürliche sowie prospektive Autorität geführt. Auch wenn viele Führungskräfte diese zu 100 Prozent beherrschen und Ihre Teams erfolgreich führen, gibt es noch eine weitere Stufe. Zu dieser gelangen Sie, indem Sie Ihre Förderautorität leben und so über die Multiplikation der in ihrer Organisationseinheit vorhandenen Fähigkeiten bessere Teamleistungen erzielen.

Doch zuerst geht es um die Frage, wo Ihr medizinisches Knowhow als «Fachautorität» im vorliegenden Phasenmodell zu verorten ist.

3.4 Exkurs: Wenn es ausschliesslich um Medizin geht: die pure Fachautorität als Anhängervorrichtung für Management

Führung und Management sind zwei Seiten derselben Medaille. Eingangs wurde deutlich, dass Führung vor Management kommt. Wenn Sie in leitender Funktion tätig sind, in Ihrem Team ein solides Vertrauensgeflecht besteht und Sie die für langfristigen Erfolg nötigen Voraussetzungen geschaffen haben, steht der medizinischen Leistungserbringung mit hohem Wirkungsgrad nichts mehr im Weg. Sie kann voll zur Geltung kommen. Erstklassige medizinische Versorgung zugunsten des Patienten ist dann in Ihrer Gänze langfristig möglich, wenn die vorherigen Schritte getan sind. Dann erhält auch die medizinische Kernleistung des Arztes den Raum, den sie verdient. Diese Korrelation von guter ärztlicher Führung und guter Patientenbetreuung wurde mehrfach erwiesen (s. weiter oben; auch Schmitz, Egger, & Berchtold, 2015, S. 1516).

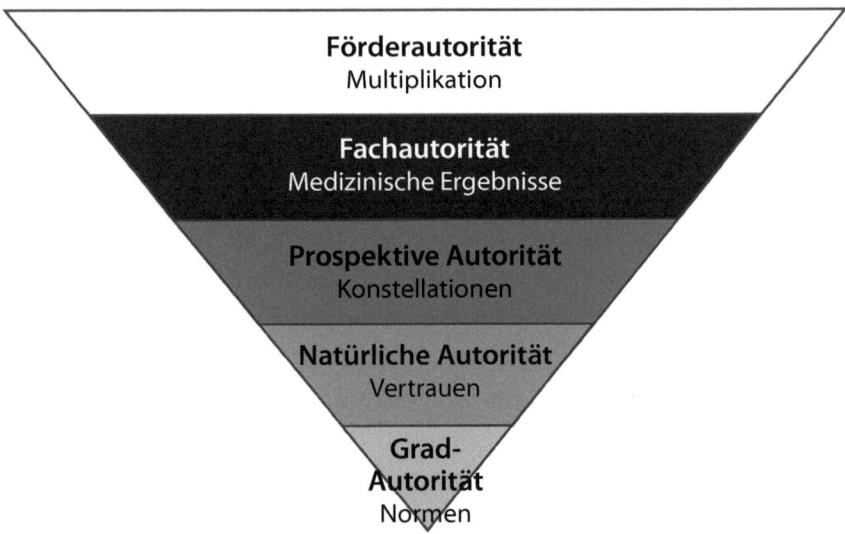

Abbildung 7
Vierte Führungsstufe – Fachautorität;
Einfluss über medizinische Ergebnisse

Anmerkung. In Anlehnung an: John C. Maxwell, 2018, S. 8.

Dieses Kapitel ist absichtlich kurzgehalten, weil Sie hier – sehr geehrte Ärztin, sehr geehrter Arzt – Ihr ganzes Fachwissen in die Waagschale werfen können. Da sind Sie der Profi! – *eine Aussage übrigens, die eine Anwendung des ersten Wirkungshebels ist.* Dass Sie über Ihr Fachwissen ein Team bis zu einem gewissen Punkt leiten können, ist vollkommen sachlogisch (Denis & van Gestel, 2016). Diese Führungsstufe bietet zeitgleich die nötige Aufhängevorrichtung, um andere Management-bezogenen Vorhaben zu starten. Dazu zählen beispielsweise Projekte wie der Aufbau eines interdisziplinären Zentrums.

Natürlich ist es möglich, direkt in diese Phase einzusteigen, in der Hoffnung, Vertrauen über das fachliche Können aufzubauen. Das ist insofern nicht ganz falsch, als sich Teamdynamiken nach dem erstmaligen Durchschreiten aller Führungsstufen gegenseitig und im positiven Sinne verstärken. Fachliches Können gehört da ebenso dazu. Das umreissen die weiter oben zitierten Rotenstein, Sadun und Jena (2018) mit «to be a physician is to lead» elegant (S. 2). Dennoch greift das explizit fachliche Verständnis von Führung zu kurz. Es lässt einen überwiegenden Teil des vorhandene Potentials unangetastet. Und zwar das aller Beteiligten, sowohl Ihrer eigenen Person als Führungskraft als auch das Ihrer Kollegen. Folgende Passage aus dem Leben des uns bekannten Joseph Lister zeigt auf eindrückliche Art und Weise, dass selbst im Moment des grössten medizinischen Triumphs – der Anwendung der «Karbolsäure als Antiseptikum» (Fitzharris, 2018, S. 177). Facetten von Führung lassen fachliches Können noch heller erstrahlen.

In seiner Festrede würdigte Lister das Schaffen des grossen französischen Wissenschaftlers. Auf seine **typisch bescheidene Art [Hervorhebung durch den Autor]** spielte er seinen eigenen Beitrag zur Erneuerung der Chirurgie herunter: ‹Sie habe die Chirurgie verändert […] und aus einer gefährlichen Lotterie eine sichere, fundierte Wissenschaft gemacht›, rühmte er Pasteuer. ‹Sie stehen einer modernen Generation von wissenschaftlich denkenden Chirurgen vor, und jedes kluge und fähige Mitglied unseres Berufsstands blickt – besonders in Schottland – mit einer Achtung und einer Zuneigung zu Ihnen auf, die nur den wenigsten vergönnt ist.› (S. 241)

Die von Lister an den Tag gelegte Bescheidenheit und Demut zeigen, dass er für das Wohl der Patienten und seine Kollegen «da ist» und in erster Linie auf die Verbesserungen der Bedingungen in den Spitälern abzielt. Er sieht die anderen, erst dann sich selbst. Genau das ist es, was Leader auszeichnet. Eigene Interessen oder eine Positionsdenke lagen ihm fern. Selbst als Leser würde man eher ihm folgen wollen, weil man es *will*. Infolge seiner im Erfolg nach wie vor gezeigten Demut sowie menschlich-nahbaren Art empfindet man schon als Leser eine andere *Beziehung* zum Arzt und Menschen Joseph Lister. Fachliche Stärke ohne Charakter garantiert also noch keinen Erfolg. Das zeigt sich auch im Hinblick auf andere Figuren, die im Buch der Medizinhistorikerin Erwähnung finden.

3.5 Wenn Fach- und Führungstalente gefördert werden: die exponentiell-wirkende Förderautorität für eine langfristig gesicherte Leistungsfähigkeit

"You don't get the best out of people by hitting them with an iron rod."
(Ferguson, 2016, S. 118)

Weiter oben ist deutlich geworden, wie wichtig es ist, Mitarbeiter von jenen Dingen zu befreien, die sie bremsen, blockieren und so an der eigentlichen Arbeit hindern. In den folgenden Abschnitten geht es darauf aufbauend um die Frage, wie die Mitarbeiter in abgestimmten Aufgaben- und Kompetenzbereichen zusätzlich *befähigt* werden können (Maxwell, 2018).

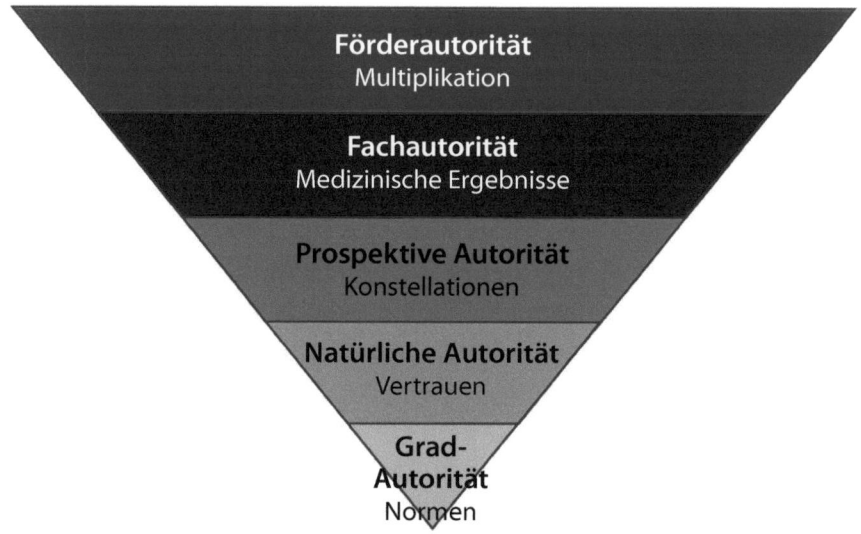

Anmerkung. In Anlehnung an: John C. Maxwell, 2018, S. 8.

Nach wie vor bleibt der Blick auf Führung, nicht auf Management gerichtet. Klar, der eigene Mitarbeiter kann fachlich ebenso «befähigt» werden, indem Sie ihm beispielsweise gewisse Arbeitstechniken beibringen. Das bezieht sich folgerichtig auf Management. Oder aber Sie geben sich dem Einwirken auf die zwischenmenschlichen Beziehungsbrücken hin, was auf Führung abzielt. Hintergrund ist nämlich der, dass «Successful organisations seek to **build leadership capacity widely [Hervorhebung durch Autor]** and give people the opportunity to develop it» (Hodgetts, 2011, S. 2). In diesem Fall stehen Ihnen folgende gangbare Wege der Befähigung offen:

1. Jener des **Reframings**: Ändern Sie zuerst die Bedingungen, unter denen Ihre Mitarbeiter gefördert werden sollen. Was heisst das genau? In der Regel lernen Sie nachhaltig nur aus eigens begangenen Fehlern. Fehler sind aber meist negativ konnotiert. Das ist schade und vollkommen unbegründet. Lernen ist nämlich von Kindesbeinen an immer mit einem positiven Scheitern verbunden. Das Scheitern ist so Teil des menschlichen Entwicklungspfades. Sie tun etwas, es geht schief, sie lernen und versuchen es erneut. Sie werden besser. Normalerweise dauert der Prozess des Lernens, des positiven Scheiterns solange, bis eine Person eine Aufgabe löst oder irgendeine Art von Herausforderung erfolgreich meistert. Sprenger (2020) nennt «Scheitern eine Investition in die Zukunftsfähigkeit» (2:16). Lernen setzt ein Tun voraus. Es geht mit einem «Sich-förmlich-aus-der-Komfortzone-herauswagen» einher. Genau hier können Sie als coachender Kaderarzt in zweifacher Hinsicht ansetzen.

Erstens können Sie Teile des obigen Abschnitts mündlich aussprechen, das reduziert die Anspannung auf ein gesundes Mass und richtet den Fokus auf das Wesentlichste, nämlich die eigentliche Arbeit beziehungsweise den tatsächlich gewollten Lerneffekt. West et al. (2015) sprechen von «Help to interpret the meaning of events» (S. 9). So kann es im Rahmen eines Simulationstrainings der Kindermedizin heissen: *Wir sind heute hier, um im Rahmen einer Übung unsere Fähigkeiten zu trainieren. Das bietet Lernmöglichkeiten. Im Debriefing werden wir miteinander besprechen, wie Ihr die Arbeit an der Simulations-Puppe aus Eurer Sicht erlebt habt, was Ihr besser machen und für Euch persönlich mitnehmen könnt.* Auf der Meta-Ebene richtet dann beispielsweise ein Stellvertretender Chefarzt einleitend ein paar Worte an die Teilnehmer. Der Effekt ist der, dass die Teilnehmer ermutigt werden, sich voll und ganz auf Ihre Arbeit zu konzentrieren (Outcome-orientierte Sicht: Ich will meinen Job möglichst gut machen). Das negative Denken verschwindet (Input-orientierte Sicht: Ich darf möglichst keinen Fehler begehen) und macht Platz für eine in solchen Situationen unabdingbare Zuversicht und positive Energie. Das entspricht voll und ganz dem unter Kapitel 3.3. erwähnten Handlungsempfehlung «Seien Sie Vorbild». Sie möchten ein konstruktives Lernklima, dann schaffen Sie ein damit verbundenes, positives Betriebsklima (Huber, Bogenstätter, & Pfefferkorn, 2015, S. 718).

Damit geben Sie ihren Mitarbeitern keinen generellen Freifahrtschein, um nachlässig zu werden und bewusst Fehler in Kauf zu nehmen. im Ernstfall dürfen auf keinen Fall Fehler passieren, die Menschenleben gefährden. Meldungen über das Critical Incident Reporting System (CIRS) will möglichst jeder vermeiden. Es geht aber im Speziellen darum, dem Nachwuchs dort einen tolerierbaren Raum für Fehler zuzugestehen, wo Lernen explizit gewünscht und die damit verbundenen Konsequenzen aufgefangen respektive gesteuert werden können.

Zweitens müssen Lernprozesse von ärztlichen Führungskräften entsprechend begleitet und unterstützt werden. Sie dürfen nicht aufgeben, sich als Anwalt des ärztlichen Nachwuchspotentials zu verstehen (Johner, 2015). Sollten zu teachende Inhalte nicht auf Anhieb sitzen, ermutigen Sie den Nachwuchs, halten Sie diesen an, es nochmals zu probieren. Und wenn notwendig, nochmals. Auch das klingt erstmal ziemlich logisch. Meist zeigt sich aber erst in ganz bestimmten Situationen, ob genanntes Mindset gelebte Realität ist oder nicht. Wenn Sie beispielsweise selbst gestresst sind, die Mitarbeiter Sorgen plagen oder aufgrund äusserer Einflüsse eine gewissen Anspannung spürbar ist, ist Ihre Ruhe, Ihr vorbildliches Verhalten *allesentscheidend*. Aus Sicht des Teams zeigt sich dann, ob Sie bei sich bleiben und in Angelegenheiten der Mitarbeiterförderung geduldig bleiben (Roberts, 2013, S. 220).

Mindestens so entscheidend ist der Ton, der bekanntlich die Musik macht. Sie können ruhig und geduldig bleiben, sich aber dennoch im Ton vergreifen oder zu forsch auftreten. Es ist unlängst erwiesen, dass der verbalen Kommunikation im Vergleich zu Gestik, Mimik oder Intonation eine geringe Bedeutung zukommt (Nasher, 2019). Ein unpassender Ton zur falschen Zeit kann bisher mühsam aufgebautes Vertrauen zerstören.

2. Jenen der **passenden Methodik**: Die einfachste «Ausbildungsmethodik» ist die der drei Schritte «Vormachen – mitmachen – nachmachen» (Schweizerische Eidgenossenschaft, Ausbildungsmethodik, 51.018 d, 2005, S. 25; Maxwell 2013; 22:00-23:45). Währenddem Sie als Ausbildner oder Coach[14] etwas vorzeigen, schaut Ihnen der Auszubildende oder Coachee zu. Die Person lernt, indem sie einzelne Arbeitsschritte visuell aufnimmt und verarbeitet. Wenn Sie die zu lernende Sache ein oder zwei Mal vorgezeigt haben, übergeben sie dem Auszubildenden. Es geht dann für den Auszubildenden darum, visuell Aufgenommenes abzurufen und einfach 'mal nachzumachen. Sie haben an dieser Stelle die Möglichkeit, den Auszubildenden sogleich allein machen zu lassen und punktuell korrigierend unter die Arme zu greifen. Das ist angezeigt, wenn die Sache an sich verhältnismässig einfach zu memorisieren ist. Oder aber sie lassen den Nachwuchsarzt in einem Zwischenschritt «mitmachen». In diesem Fall haben sie die Gelegenheit, den Auszubildenden parallel und fortlaufend während des «Nachmachens» zu begleiten, um sich dann – bei genügender Sicherheit der betreffenden Person – sozusagen auszuklinken. Falls grundsätzlich möglich, empfiehlt sich dieses Vorgehen allenfalls für jene Handlungen, die komplexer zu lernen

---

14 Jede Führungsperson wir zum Coach, wenn sie sich auf der vierten Ebene bewegt. Aber nicht jeder sogenannte Coach ist gleichzeitig Führungsperson.

sind. Diese Methodik kann sowohl auf der «Anlern-, Festigungs- und Anwendungsstufe» zum Zug kommen (S. 24).

Dieser an sich triviale Mechanismus ist in seiner langfristigen Wirkung keinesfalls zu unterschätzen. Er ermöglicht Ihnen, eine Organisationseinheit langfristig über den Hebel der «Multiplikation» zu führen. Was bedeutet das konkret? Das bedeutet, dass Sie Fähigkeiten und Fertigkeiten ausgewählten Mitarbeitern so beibringen können, dass Sie das Augenmerk auf andere wichtige Aufgaben legen oder aber sich auf das Wesentliche beschränken können. Wenn beispielsweise ein Assistenzarzt Sie als Leitenden Arzt der Neurochirurgie bei einer Operation eines Patienten mit einem komplexen Bandscheibenvorfall assistiert, erfüllen Sie einerseits den Ausbildungsauftrag. Andererseits schaffen Sie langfristig einen für die Gesellschaft wertvollen Mehrwert – weil ein oder zwei fertig ausgebildete Ärzte mehr zur Verfügung stehen, die helfen. Sei es, um Menschen zu heilen, klinisches Personal zu entlasten oder beides gleichzeitig. So oder so fördern Sie den Nachwuchs, weil Sie Know-how vermitteln und sich so gleichzeitig den nötigen Puffer verschaffen, um neue Vorhaben anzugehen, indem sie zum Beispiel selbst wieder häufiger operieren können. Nach einigen Jahren sind dann nicht nur Sie, sondern auch der fertig ausgebildete Facharzt zu diesem Eingriff befähigt. Aus eins macht zwei. Zwei können nun teachen. Daly, Jackson, Mannix et. al fassen diese Fähigkeitsmultiplikation wie folgt zusammen: «Rather, all members of the health care team are identified as potential leaders» (2014, S. 77).

Wie wichtig diese «Befähigung» ist, zeigt ausserdem ein weiter Ausschnitt aus Listers Leben: «Syme förderte Lister intensiv und verliess sich auf ihn, auch ausserhalb des Operationssaals. Er übertrug ihm die Aufgabe, seine Vorlesungen in klinischer Chirurgie publikationsfähig aufzubereiten. Die erste erschien im Monthly

Journal of Medical Science und enthielt zusätzlich einige von Listers mikroskopischen Beobachtungen der Zellstruktur eines Knochentumors» (Fitzharris, 2018, S. 111).

Weil Sie sich ganz im Sinne der Führung zuerst daran machen, die «richtigen Dinge» in Einklang zu bringen, konzentrieren Sie sich folgerichtig zuerst auf die Rekrutierung der richtigen Köpfe, die richtige Allokation dieser Know-how-Träger innerhalb des oben beschrieben Konstellationen-Konstrukts und schliesslich auf die richtige Befähigung. Da Sie Ihr Wissen weitergeben und Ihr Team andauernd von den Führungskräften lernt, wird die Führungs-architektur als Ganze tragfähiger, die eigentliche Leistung am Pa-tienten fokussierter. Es braucht sich nämlich keiner der praktizie-renden Ärzte darüber Gedanken machen, ob wirkungsvoll oder wenig wirkungsvoll geführt wird. Ab diesem Zeitpunkt sind diese Gedanken überflüssig, weil alles getan wurde, um die «richtigen Dinge» zu erwirken. Von nun an kann sich jeder darauf konzen-trieren, die Dinge auch richtig zu machen, was im vorliegenden Zusammenhang vor allem eines bedeutet: sicherstellen, dass der Patient gesund wird oder gesund bleibt.

3. Jener Weg, der **Stärken stärkt**: So essenziell die eigentlich fach-liche Grundausbildung ist, das heisst, Ärzten in Ausbildung ein Grundstock an Fertigkeiten vermittelt werden muss, so zentral ist auch das Eingehen auf individuelle Stärken. Wenn Sie ab einer ge-wissen Ausbildungsstufe nur auf das Kompensieren von Schwä-chen aus sind, erzeugen Sie nur starke Schwächen. Diese nützen weder Ihnen noch dem Team. Hinter der Umsetzung einer Vision gilt es, leistungsstarke Köpfe aufzubauen beziehungsweise zu-sammenzuhalten, die mit vereinter Zugkraft nach vorne agieren. Das hat auch ein Beispiel einer Teilnehmerin in einem FMH-Work-shop 2019 gezeigt, an dem der Autor als einziger nicht-ärztlicher Leiter diverse Inhalte mitgestalten durfte. Die erfahrene Ober-

ärztin der inneren Medizin hat über ihre Teaching-Erfahrungen berichtet, als sie eine Assistenzärztin in ihrer weiteren Ausbildung begleitete. Ihr fiel auf, dass die Nachwuchskraft in der ursprünglich gewählten Fachrichtung einige Schwächen aufzeigte, empfahl ihr aber in Kürze, darüber nachzudenken, die Fachrichtung an sich zu ändern, sie habe andere Stärken (sic!). Das entpuppte sich als *die* Lösung, was dem geschulten Auge der Oberärztin zu verdanken war. Letztlich hatten alle von dieser Lösung profitiert, vor allem zukünftige Patienten. Ein feines Gespür für verborgene Talente ist für Führungskräfte enorm wichtig. Das Fruchtbarmachen von brachliegendem Potential steht im Zentrum. Professor Sharpey als einer von vielen Ziehvätern auf dem erfolgreichen Weg Listers erkannte das im 19. Jhd. ebenso:

Der scharfsinnige Professor Sharpey erkannte, **dass es Lister an Orientierung fehlte [Hervorhebung durch den Autor]**, und empfahl ihm, ein Jahr lang durch Europa zu reisen und verschiedene Medizinfakultäten zu besuchen. Dort sollte sich Lister mit den neusten Entwicklungen in Medizin und Chirurgie vertraut machen, so wie Sharpey es vor Jahrzehnten selbst getan hatte. Höhepunkt der Reise, so Sharpeys Plan, sollte Paris sein, das mit seinen modernen Krankenhäusern und den Vorlesungen über die neusten medizinischen Entdeckungen ein wahres Fortbildungsparadies war. (Fitzharris, 2018, S. 98)

Erfolgreiche Führung ist *nicht*, die gesamte Kontrolle an sich zu reissen, sondern diese *abzugeben* (Marquet, 2014; 8:31). Eine möglichst breit-fächrige Verteilung diverser Aufgaben auf verschiedene Mitarbeiter mit ihren ganz eigenen Stärken, bildet das Geheimnis erfolgreicher Führung. Wenn es Ihnen gelingt, viele weitere Mini-Leader zu erzeugen, bewegen Sie sich gekonnt auf dieser Ebene (Daly et al., 2014). Sie führen dann nach dem Gesichtspunkt der Multiplikation. Sie halten es aus, dass Kollegen besser werden, einige Sie gar «überholen». Malik (2017) betont das mit klaren Worten: «Sie wissen, dass nur die besten Kräfte genügen, um die grossen Herausforderungen der Organisation zu erfüllen. Sie tun daher alles, um beste Kräfte anzuziehen, sie zu fördern und sie an den richtigen Stellen zum Einsatz zu bringen. […] **Aber sie eliminieren starke Leute nicht aus Angst um ihre eigene Stellung [Hervorhebung durch den Autor]**.» Allen medizinisch-chirurgischen Ziehvätern Joseph Listers ist genau das äusserst erfolgreich gelungen. Sie waren in ihren städtischen Hospitälern in London, Edinburgh oder Glasgow für die erste Hälfte des 19. Jhd. bekannte Persönlichkeiten. Aber jeder hat einen entscheidenden Beitrag zu etwas noch Bedeutenderem geleistet. Sie hatten jemanden in der persönlichen Entwicklung auf ein gigantisches Niveau befördert und genauso dazu beigetragen, die Medizin zu revolutionieren; zu einem beschränkten Teil über das Fachliche, dafür umso mehr über die **Förderung, Unterstützung und Stärkung des Menschen Joseph Lister**. Das zu erkennen und danach zu handeln, ist Leadership.

Im Fall bereits gestandener Ärzte verhält es sich ganz ähnlich. Stellen Sie sich vor, eine radiologische Fachärztin stösst zu einem Team von Belegärzten. Dieses arbeitet gerade daran, das Strategie-Papier der Radiologie zu überarbeiten und die Subspezialisierung zu betonen. Der Sprecher erinnert sich aus zahlreichen Gesprächen aus der Vergangenheit, dass sich die niedergelassenen Kinderärzte schon lange nach einem spezifischen Angebot für die pädiatrische Radiologie erkundet hatten. Der Sprecher weiss zugleich, dass die neue Fachärztin schwergewichtig in der pädiatrischen Radiologie praktiziert hatte, und zwar seit längerem. Dass sie ausserdem sehr versiert im Umgang mit Kindern ist, lässt im Team den Schluss zu, diese Stärke der Kollegin gleich mitzuberücksichtigen. Eine Win-Win-Situation.

4. Jener Weg, der die administrative, gehypte 360-Grad-Feedback-kultur mit Zwischengesprächen ersetzt: Überbewerten Sie Feedback bitte nicht. Rückmeldungen sind wichtig. Mehr aber auch nicht. Aufgezwungene, institutionalisierte Feedbackrunden werden sogar kontraproduktiv, wenn Sie Pauschalrückmeldungen geben wie «*Sie haben übers Jahr einen guten Job gemacht, aber ... erstens ..... zweitens ...*». Das wird Ihr Gegenüber innert kurzer Zeit nicht mehr ernstnehmen, da es schon ahnt, dass die einleitenden Worte nur dazu dienen, die eigentlichen Verbesserungspunkte formschön zu verpacken.

Nehmen Sie positive Leistungen nicht für selbstverständlich, indem Sie diese nicht (mehr) nennen. Achten Sie darauf, dass Sie – wenn möglich – im Verhältnis von 3:1 rückmelden. Das bedeutet, dass Sie tendenziell auf eine negative drei positive Rückmeldung geben. Wenn stattdessen über längere Zeit «negatives Feedback» dominiert, hängt Ihr Gegenüber ab (Schmitz et al., 2019, S. 1358). Loben Sie auch ausdrücklich jene Kandidaten, die *permanent überdurchschnittliche* Leistungen bringen. Erachten Sie ein High-Performer-Verhalten nicht für selbstverständlich (West et al., 2015, S. 9).

Dort, wo das sogenannte Feedback mit einem unverhältnismässigen Administrativaufwand einhergeht, kippt die Betriebskultur ins Management. Zwischenmenschliche Kommunikation ist und bleibt aber zwischenmenschlich. Sie kann nicht auf der Ebene des Papiers bedient werden. Im gängigen Miteinander sind Rückmeldungen stattdessen unverzüglich, also in der nächstmöglichen Gelegenheit zu deponieren. «Positive Wirkung findet erst dort statt, wo die Führungskraft häufig, zum Beispiel wöchentlich, in Kontakt ist, einen check-in macht» (Schmitz et al., 2019, S. 1358).

Wenn Sie einzelne Punkte zuerst sammeln, um sie dann in zig Formularen auf hunderten von Seiten aufzubereiten, hat das mit Feedback nichts mehr zu tun. Geht es darum, fachliche Lernpunkte festzuhalten, ist es zielführender, von Lessons Learnt, After Action Review oder einem persönlichen Logbuch zu sprechen. Verzichten Sie lieber auf ein 360-Grad-Feedback und fokussieren Sie auf die Gespräche zwischendurch, die sich in vielen Momenten des alltäglichen Berufslebens ergeben.

Short Summary (Wesentliche Laborwerte)

— Menschen folgen ihnen aufgrund der *Entwicklungsperspektiven*, die Sie jedem einzelnen *bieten*.
— Ihre Mitarbeiter folgen Ihnen aufgrund dessen, was Sie für jeden Einzelnen leisten.
— Das *Befähigen* Ihrer Mitarbeiter ist zentral. Dieses positive Befähigen knüpft direkt an das Vermeiden der in Kapitel 3.3 erwähnten Demotivation an. Sie sind zwei Seiten derselben Medaille: Demotivationsvermeidung und Befähigung. Demotivationsvermeidung greift kurzfristig, Befähigung eher langfristig.
— Fokussieren Sie auf folgende drei Wege der Befähigung:
  • Reframing: ermutigen Sie Ihre Mitarbeiter, aus Fehlern primär Erfahrungen zu sammeln und zu lernen. Betonen Sie, dass es nicht um Schuld oder Unfähigkeit geht.
  • Ausbildungsmethodik: der Triangel aus «Vormachen – mitmachen – nachmachen» kann Ihnen im Teachen und Coachen weiterhelfen.
  • Stärken stärken: legen Sie das Schwergewicht auf die Stärken Ihrer Mitarbeiter. Stärken sie diese so, dass Schwächen irrele-

vant werden. Empfehlen Sie weiterführende Literatur, Kurse ausserhalb des Hauses, Weiterbildungsforen oder ärztliche Kollegen, die über eine besondere Expertise verfügen. Ihrer Fantasie sind hier keine Grenzen gesetzt. Seien Sie kreativ.

- Weg vom gehypten 360-Grad-Feedback mit Management-Einschlag. Hin zum Gespräch und zu Rückmeldungen zwischendurch! Nutzen Sie die sich bietenden Gelegenheiten im Alltag. Hören Sie auf Ihr Bauchgefühl: ist jetzt der richtige Zeitpunkt?

Bis hierhin haben Sie eine Übersicht zum Thema Führung gewonnen. Was die einzelnen Führungsstufen ausmacht und wie Sie jeweils Einfluss nehmen, wurde ebenfalls herausgearbeitet. An dieser Stelle bleibt hinzuzufügen, dass die einzelnen Führungsstufen nicht isoliert voneinander zu betrachten sind. Die Übergänge sind fliessend. Meistens bewegen Sie sich mit einzelnen Mitarbeitern nicht zugleich auf einer Stufe (Maxwell, 2018).

Im Folgenden findet sich eine Gegenüberstellung der bisher herausgearbeiteten Aspekte und der verwendeten Begrifflichkeiten. Diese dient Ihnen dazu, Gelesenes in Erinnerung zu rufen oder es als Orientierung für Ihren Alltag zu nutzen. Selbstverständlich ist diese Liste nicht vollständig. Sie werden sie vielleicht im Verlaufe Ihrer Karriere weiter ergänzen und so zu Ihrer ganz persönlichen Liste machen.

4 Sammlung der relevantesten Antonyme: Führung versus Mikromanagement als verkorkste Arbeit im System – Ihre persönliche Orientierungshilfe im Alltag

"Leadership is not about titles, positions or flowcharts. It is about one life influencing another."

John C. Maxwell (zit. in. Walter, E., 2013)

Nachfolgend finden sich Schlagworte, die jeweils für «Führung» oder «Management» typisch sind. Management ist wie Führung an sich ein neutraler, deskriptiver Begriff. Die Voraussetzung ist, dass sie in der beschriebenen, richtigen Abfolge gelebt und verwirklicht sind. Das heisst, dass gute Führung immer *vor* Management einsetzen muss.

Wenn allerdings Führungskräfte mit Management versuchen, jene Ziele zu erreichen, die nur mit Führung erreichbar sind, geht das schief. **Wo Sozialkompetenz gefragt ist, können Sie nicht mit Sachkompetenz antworten**. Reinhard K. Sprenger (2018) spricht im Zusammenhang mit Papierbögen zur Mitarbeiterbeurteilung und Mitarbeiterbefragung treffend von «Führungsprothesen» und «Management-Firlefanz» (Sprenger, 2016, 0:12 ff.).

Wenn Sie das dennoch tun, rutschen sie ins Mikromanagement ab. Ihre Art, sich im zwischenmenschlichen Miteinander zu bewegen, wird sich zusehends verhärten, weil sie nicht über das formell Geschriebene, das informell gelebte Gewohnheitsrecht und die scheinbar massgebenden Regeln hinauskommen (Maxwell, 2018).

Kutrzeba (2019) bringt das mit Blick auf die sogenannten «smarten» Ziele auf den Punkt, weil er diese nicht minder gehypten Ziele am Führungspendant «Potential» konterkariert: «Bitte hören wir auf mit SMARTen Zielen. Mit diesem intellektuellen Nasenbohren, bei dem alle mitmachen, weil es angeblich gescheit ist, aber jedenfalls nicht dazu geeignet, praktisch erfolgreich etwas zu erreichen! Aus meiner Sicht braucht niemand smarte Ziele. Was stattdessen jeder braucht, ist ein Bewusstsein über das eigene Potential» (S. 61). Hier knüpft dann unmittelbar das Know-how der Führungskraft an, **weil sie dieses Potential erkennen muss.** Sie wird, wie weiter oben erwähnt, zum Anwalt des Potentials des ärztlichen Nachwuchses.

Wie sich das zeigt beziehungsweise wie Sie solche Situationen besser erkennen, sehen Sie anhand der nun folgenden Antonyme:

(Mikro-)Management	Führung / Leadership
– «Im System»	– «Am System»
– Dinge richtig machen	– Die richtigen Dinge machen
– Effizienz	– Effektivität
– Zustand	– Wirkung
– Beobachten	– Kennenlernen
– Behaupten	– Fragen
– Motivation «pushen»	– Demotivation vermeiden
– Problem lösen	– Teamdynamik generieren (Maxwell)
– Eigenen Bedürfnissen nachgehen	– Vorbild sein
– Ich	– Wir
– An Schwächen arbeiten	– Stärken stärken
– Fragment	– Globales
– Sachen	– Menschen
– Ziele	– Inspiration, Vision, Mission
– Einsam	– Gemeinsam
– Misstrauen	– Vertrauen
– Gefolgschaft	– Nachwuchs

(Mikro-)Management	Führung / Leadership
– Mikro	– Makro
– Detail	– Zusammenhang
– Meinung	– Haltung
– Kontrolle	– Interaktion
– Selbermachen	– Delegieren
– Was kann ich am besten?	– Was können Andere am besten? (Maxwell, 2013, 19:46)
– Befehlstaktik (Punkt-für-Punkt)	– Auftragstaktik (Richtlinie, Auflage)
– «Was» und «Wie»?	– «Wer» und «Warum»?
– Win-Lose	– Win-Win
– Schach	– Qi
– Gefahren	– Chancen
– Wer ist schuld?	– Wie kommen wir nun zur Lösung?
– Defizit	– Ausgangslage
– Definitiv	– Hybrid
– Position	– Interesse
– Meine Rechte / Ihre Pflichten	– Meine Pflichten / Ihre Rechte

(Mikro-)Management	Führung / Leadership
– Verhindern	– Befähigen
– Bedient-werden	– Dienen
– Anordnen	– Zuhören
– Übertragen	– Positionieren
– Reagieren	– Agieren
– Produktivität	– Wertschätzung, Aufmerksamkeit
– Im Büro	– Bei den Menschen
– Aber	– Und
– Koordinieren	– Kommunizieren
– Eingreifen	– Handlungsspielraum
– Einseitige Beweislast	– Eigene Beweislast
– Fordern	– Fördern
– Angst	– Wertschätzung
– Burnout / Boreout	– Flow
– Mitarbeiter, die mir nicht gefährlich werden	– Mitarbeiter, die besser sind als ich

(Mikro-)Management	Führung / Leadership
– Andere müssen zuerst lernen	– Ich muss zuerst lernen (Maxwell, 2014, S. 28)
– Unterstellte rekrutieren, damit wir ihnen sagen, was sie tun müssen	– Wissensträger gewinnen, damit sie uns empfehlen, was wir tun müssen
– Titel als Endpunkt	– Titel als Ausgangspunkt
– Konformismus	– Ecken und Kanten
– Weiterbildungskurse extern	– Coaching intern
– Drücken	– Bewegen
– Team = Toll, ein anderer macht's	– Team = positive Teamdynamik
– Ausgelagertes Assessment	– Intern getroffene Entscheidung
– Belehren, Zurechtweisen	– Coachen
– Messen	– Entfalten

Reflexion: Wie würden Sie die Begriffe den einzelnen Kapitel zuordnen? Welche sind neu?
Welche drei Schlagworte sind Ihnen persönlich wichtig? Warum?

Weiterführende Literatur: «Executive Modus – 12 Taktiken für mehr Führungswirkung» von Stefan Wachtel.

5 Schlussbetrachtung

*"Leaders become great not because of their power, but because of
their ability to empower others."*
(Maxwell, 2018, S. 15)

Am Anfang stand die Erkenntnis im Raum, wonach Führung ganz allgemein unweigerlich mit der Frage der Produktivität und Effizienz zusammenhängt. Im Speziellen trifft das auch auf die ärztliche Führung zu. In zahlreichen Journals sind Wissenschaftler, Forscher und akademisch tätige Kaderärzte zum Schluss gekommen, dass eine im Spital gut gelebte Führung die Sicherheit in medizinischen Abläufen und das Wohlergehen des Patienten positiv beeinflusst.

Ebenso wichtig ist in diesem Zusammenhang die Tatsache, dass Führung immer den «Menschen» meint. Der richtige Umgang mit Menschen spielt auch im beruflichen, medizinischen Alltag eine entscheidende Rolle. Für eine erfolgreiche Arbeit zugunsten des Patienten bedürfen ärztliche Leiter in den geführten Teams unkomplizierter, direkt anwendbarer Massnahmen, richtungsweisender Einstiegsfragen und wirksamer Wirkungshebel.

Der Weg wird noch ein weiter sein. In den nächsten zehn Jahren – bis 2030 – wird ärztliche Leadership sorgfältig darauf zu achten haben, die nach und nach greifenden Mechanismen in diesem ur-zwischenmenschlichen Bereich nicht zu ver-akademisieren, zu ver-CASedimieren oder im wahrsten Sinne des Wortes zu ver-MAS-seln. Das wäre schade. Eine weitere einmalige Chance hin zu gelebter Leadership wäre vertan und würde ins blosse papierbezogene Management abdriften. Zertifikate machen nämlich noch keinen Leader. Es ist niemandem geholfen, Patienten erfolgreich zu versorgen, wenn fachlich gestandene Ärzte sowie Nachwuchsärzte auch noch zu diesem Thema abermals hunderte Seiten wälzen müssen, bevor sie für Führungsaufgaben eingesetzt werden können. Diese Zeit wird das Gesundheitswesen nicht haben. Führen können – können viele, wenn sie wollten. Unter günstigen Konstellationsbedingungen ist es lernbar. Zu einer ähnlichen Erkenntnis gelangt Saravo (2019) in einer Studie zur Entwicklung sowie Evaluierung eines vierwöchigen, ärztlichen Führungskompetenztrainings. «Die Ergebnisse lassen erkennen, dass ein Trainingszeitraum von vier Wochen ausreicht, um Assistenzärztinnen und -ärzte aus unterschiedlichen Fachdisziplinen im Bereich der Führungskompetenzen zielgerichtet und effektiv weiterzubilden. In einer parallel erhobenen Kontrollgruppe, welche statt der Trainingsintervention ein Handout zu führungsbezogener Literatur erhielt, zeigte sich dagegen keine Verbesserung in der wahrgenommenen Führungskompetenz» (S. 52).

Um Nachwuchskräfte nachzuziehen, braucht die Medizin in erster Linie positive Beispiele, die in ihrem gesamten Menschsein vorangehen. Das wird für eine erfolgreich gelebte, gute Führung in Spitälern entscheidend sein. Ein CAS wird es nicht. Wir alle liefen Gefahr, Talente an weitere Papiertiger zu verlieren, wenn wir nicht mit offenen Augen durch die Welt wanderten und Nachwuchsführungskräfte gezielt förderten. Für eine tragfähige Spitallandschaft. Für eine nach wie vor optimale Versorgung von Patienten.

Deshalb lautet die letzte Frage an Sie: Führen Sie schon oder administrieren Sie noch?

Rechtliche Hinweise
- Der Autor bestätigt, dass keine Interessenkonflikte vorliegen.
- Haftungsausschluss: Ein Erfolg im Zusammenhang mit den in diesem Buch dargelegten Inhalten sind weder garantierbar noch geschuldet. Jegliche Haftung wird ausgeschlossen.

Über den Autor

Philipp Juchli, Jahrgang, 1984, studierte International Relations & Governance an der Universität St. Gallen (HSG). Er verfügt über 16 Jahre nationaler und internationaler Führungserfahrung – in beratender sowie coachender Funktion, aber auch als Leiter.

Nach längeren Aufenthalten in Santiago de Chile und Neuseeland arbeitete er als Consultant im Change Leadership für ein mittelständisches Unternehmen in der Schweiz und in Deutschland. Im Rahmen eines *Partnership-for-Peace*-Einsatzes auf dem Balkan führte er als 29-Jähriger Stellvertretender Stabschef ein multinational zusammengesetztes Patrouillenteam, bevor es ihn als Projektleiter in das Gesundheitswesen zog. Am Kantonsspital Winterthur übernahm er als Projektleiter des Direktionsstabes die Gesamtprojektführung des mit Medbase geplanten und erfolgreich betriebenen Sports Medical Center im Gesundheitspark WIN4. In der Hirslanden-Gruppe führte er als Projektleiter diverse Vorhaben in der Klinik Im Park sowie auf dem Platz Zürich mit Fokus auf Organisationentwicklung und Führungsunterstützung. Von 2018 bis 2019 wirkte er nebenbei als einziger nicht-ärztlicher Teilnehmer an der Entwicklung eines Train-The-Trainer-Kurses des Schweizerischen Instituts für ärztliche Weiter- und Fortbildung (SIWF) mit.

Im Sommer 2020 wirkt er als Chief Operating Officer ausserhalb des Gesundheitswesens.

Literaturverzeichnis

Ariely, D., & Kreisler, J. (2018). *Teuer ist relativ. Warum wir nicht mit Geld umgehen können*. Berlin: Econ.

Bennis, W. (1989). *On Becoming a Leader*. Philadelphia: Basic Books Publishing.

Cain, S. (2013). *The Power of Introverts in a World That Can't Stop Talking*. London: Penguin Books.

Chadi, N. (2009). Medical Leadership: Doctors at the Helm of Change. *McGill Journal of Medicine, 12* (1), 52-57

Culen, J. (2018). Mythen der Selbstorganisation. *ManagerSeminare, 239* (2), 42-50

Daly, J., Jackson, D., Mannix, D., Davidson, P.-M., Hutchinson, M. (2014). The Importance of clinical leadership in the hospital setting. *Journal of Healthcare Leadership,* (14), 75-83

Denis, J., & van Gestel, N. (2016). Medical doctors in healthcare leadership : theoretical and practical challenges. *BMC Health Service Research,* (16), 158

Deutsche Gesetzliche Unfallversicherung [DGUV], (2014). *Führung und psychische Gesundheit – Fachkonzept* [Electronic Version]. Fachbereich Gesundheit im Betrieb. Sachgebiet Psyche und Gesundheit in der Arbeitswelt. Projekt Führung und psychische Gesundheit. Gefunden am 26. Mai 2020 unter https://www.dguv.de/

medien/inhalt/praevention/fachbereiche_dguv/fb-gib/psyche/
broschuere_fuehrung.pdf

Ferguson, A. (2016). *Leading*. London: Hodder & Stoughton Ltd.

Fitzharris, L. (2018). *Der Horror der Frühen Medizin – Joseph Listers Kampf gegen Kurpfuscher, Quacksalber & Knochenklempner*. Berlin: Suhrkamp Verlag.

Frenk, J., Chen, L., Butta, Z.-A., Cohen, J., Crisp, N., Evans, T., Fineberg, H., Garcia, P., Ke, Y., Kelley, P., Kistnasamy, B., Meleis, A., Naylor, D., Pablos-Mendez, A., Reddy, S., Scrimshaw, S., Sepulveda, J., Serwadda, D., & Zurayk, H. (2010). Health Professionals for a New Century: Transforming Education to Strengthen Health Systems in an Interdependent World. *The Lancet*. In Careum Stiftung (dt. Hrsg.), *Eine neue globale Initiative zur Reform der Ausbildung von Gesundheitsfachleuten* (S. 5-76). Gefunden am 29. Mai 2020 unter https://www.careum.ch/documents/20181//75972//Lancet+Report

Gerber, M, Kraft, E., & Bosshard, C. (2018). Interprofessionelle Zusammenarbeit aus Qualitätssicht. *Schweizerische Ärztezeitung, 99* (44), 1524-1529

Grabbe, M. (2001). Lieber das bekannte Unglück als ein unbekanntes Glück. Veränderungsprozesse in Familien und Organisationen [Elektronische Version]. *Systhema, 15* (1), 5-16. Gefunden am 27. Mai 2020 unter https://www.ifw-mitgliederverein.de/files/mitgliederverein/systhema/2001/1_2001/Sys_1_2001_Grabbe.pdf

Hardering, F. (2017). Gefunden am 15. Mai 2020 unter https://www.researchgate.net/publication/313459224_Wann_erleben_

Beschaftigte_ihre_Arbeit_als_sinnvoll_Befunde_aus_einer_
Untersuchung_uber_professionelle_Dienstleistungsarbeit

Hehli, S. (2016). Viertelgöttinnen in Weiss [Elektronische Version]. *Neue Zürcher Zeitung.* Gefunden am 14. Mai 2020 unter https://www.nzz.ch/schweiz/erfolgsprojekt-clinical-nurses-die-viertel goettinnen-in-weiss-ld.16931

Hodgetts, S. (2011). Effective Leadership: The Key to Successful Hospital Management [Electronic Version]. *Health Management, 13* (5). Gefunden am 8. Mai 2020 unter https://healthmanagement. org/c/hospital/issuearticle/effective-leadership-the-key-to-successful-hospital-management

Huber, A., Bogenstätter, Y., & Pfefferkorn, U. (2015). Ärztliche Führung als (m)eine Profession. *Schweizerische Ärztezeitung, 96* (20-21), 718-719

Kutrzeba, M. (2019. *Bestseller. Von falschen Propheten im Verkauf und wie Verkaufen richtig geht.* Weinheim: Wiley.

Enwereuzor, I.-K., Adeyemi, B.-A. & Onyishi, I.-E. (2020). Trust in leader as a pathway between ethical leadership and safety compliance [Electronic Version]. *Leadership in Health Services, 33* (2), 201-219

John, S. (2019). Pandemie – Die Gefahr, die nicht interessierte [Elektronische Version]. *Beobachter.* Gefunden am 20. Mai 2020 unter https://www.beobachter.ch/gesundheit/pravention/pandemie-die-gefahr-die-nicht-interessierte

Johner, P. (2015). *Freundschaft: Was es für ein erfülltes Leben braucht.* Frankfurt am Main: Fischer.

Kozlowska, O., Gombau, G.-S., & Rea, R. (2020). Leadership for integrated care: a case study. *Leadership in Health Services, 33* (2), 125-146

Malik, F. (2017). *Gefährliche Managementwörter.* Frankfurt: Campus Verlag.

Marquet, D. (2014). *What is Leadership ? – With David Marquet.* Gefunden am 27. Mai 2020 unter https://www.youtube.com/watch?v=pYKH2uSax8U

Martin, W. (2019). Arbeitsmarkt Ärzte. Karriereziel Chefarzt? Von wegen! [Elektronische Version]. *Deutsches Ärzteblatt,* (39), 2-4

Matter, M. (2018). Interprofessionalität oder Loblied auf eine gemeinsame Kultur. *Schweizerische Ärztezeitung, 99* (44), 1521

Maxwell, J.-C. (2013). *The 5 Levels of Leadership.* Gefunden am 26. Mai 2020 unter https://www.youtube.com/watch?v=4KqL_1G8JD8

Maxwell, J.-C. (2014). *Good Leaders Ask Great Questions.* New York: Center Street.

Maxwell, J.-C. (2015). *The Five Levels of Leadership.* Gefunden am 5. August 2019 unter https://www.youtube.com/watch?v=Ozpag gIB_BU

Maxwell, J.-C. (2018). *Develop the Leader Within You 2.0.* New York: Harper Collins Leadership.

Medinside (2020). *Dem neuen Chefarzt steht nun ein Co-Chefarzt zur Seite* [Elektronische Version]. Gefunden am 6. Mai 2020 unter https://www.medinside.ch/de/post/dem-neuen-chefarzt-steht-nun-ein-co-chefarzt-zur-seite?utm_content=bufferc5216&utm_medium=social&utm_source=facebook.com&utm_campaign=buffer

Nasher, J. (2019). *Überzeugt! Wie Sie Kompetenz zeigen und Menschen für sich gewinnen*. München: Wilhelm Goldmann Verlag.

Orwell, G. (1945). Zit. in www.beruhmte-zitate.de. Gefunden am 27. Mai 2020 unter https://beruhmte-zitate.de/zitate/124097-george-orwell-alle-tiere-sind-gleich-aber-manche-sind-gleicher/

Pathé, N. (2018). Mythen der Selbstorganisation. *ManagerSeminare, 239* (2), 18-25

Pöpsel, F. (2019). Die Definition von Wahnsinn. *Focus-Money*, (13). Gefunden am 27. Mai 2020 unter https://www.focus.de/finanzen/money-magazin/rubriken-die-definition-von-wahnsinn_id_10472419.html

Raitner, M. (2010). Wer ein WOZU im Leben hat, erträgt fast jedes WIE. *Führung-erfahren.de*. Gefunden am 28. Mai 2020 unter https://fuehrung-erfahren.de/2010/10/wer-ein-warum-zum-leben-hat-ertragt-fast-jedes-wie/

Roberts, G. (2013). *Stalin's General. The Life Of Georgy Zhukov*. London: Icon Books Ltd.

Rotenstein, L. S., Sadun, R., & Jena, A. B. (2018). Why Doctors Need Leadership Training [Electronic Version]. *Harvard Business Review,*

1-7. Gefunden am 22. April 2020 unter https://hbr.org/2018/10/why-doctors-need-leadership-training

Ruehnel, P. (2018). Are you really ready for the future of work? *Communication Director*, (2), 42-44

Saravo, B. (2019). *Ärztinnen und Ärzte brauchen Führungskompetenz* (Dissertation zum Erwerb des Doktorgrades der Medizin an der Medizinischen Fakultät) [Elektronische Version]. Ludwig-Maximilian-Universität zu München. Gefunden am 14. Mai 2020 unter https://edoc.ub.uni-muenchen.de/23703/1/Saravo_Barbara.pdf

Schlup, J. (2018). Sparen: Zuerst bei den Strukturen, zuletzt bei den Patienten. *Schweizerische Ärztezeitung, 99* (8), 223

Schmitz, C., Egger, M., & Berchtold, P. (2015). Die Zukunft ärztlicher Führung – Engaging Leadership? [Elektronische Version]. *Schweizerische Ärztezeitung, 96* (42), 1515-1516

Schmitz, C., Egger, M., & Berchtold, P. (2017). Zur Entwicklung ärztlicher Führung. *Schweizerische Ärztezeitung, 98* (35), 1098-1101

Schmitz, C., Zwahlen, M., & Berchtold, P. (2019). Leadership – was gibt es Neues? *Schweizerische Ärztezeitung, 100* (41), 1358-1360

Schweizerische Eidgenossenschaft (2005). *Reglement 51.018 d. Ausbildungsmethodik.* Zentrum elektronische Medien ZEM: Bern.

Sprenger, R.-K. (2012a). *Radikal führen.* Frankfurt am Main: Campus Verlag.

Sprenger, R.-K. (2012b). *Interview mit Reinhard K. Sprenger zu «Radikal führen» (Langversion HD)*. Gefunden am 1. Juni 2020 unter https://www.youtube.com/watch?v=Rz1eNyxHijs

Sprenger, R.-K. (2013). *Dr. Reinhard K. Sprenger EXPRIX 2013 (Ausschnitte)*. Gefunden am 20.05.2020 unter https://www.youtube.com/watch?v=q2dDcadAVfU

Sprenger, R.-K. (2016). *Reinhard Sprenger: Über Assessment-Center und gutes Management*. Gefunden am 29. Mai 2020 unter https://www.youtube.com/watch?v=aLIT0z6YgJo

Sprenger, R.-K. (2018). *Das anständige Unternehmen: Was richtige Führung ausmacht – und was sie weglässt* (3. Aufl.). München: Deutsche Verlagsanstalt.

Sprenger, R.-K. (2020). *Interview mit Reinhard K. Sprenger zum Seminar «Radikal führen»-Management Forum*. Gefunden am 30. Mai 2020 unter https://www.youtube.com/watch?v=Ht9hZ6iV9t0

Sutter, M. (2020). Nicht alle Hoffnungen haben sich erfüllt [Elektronische Version]. *Medical Tribune*. Gefunden am 16. Mai 2020 unter https://medical-tribune.ch/10050934/2020/nicht-alle-hoffnungen-haben-sich-erfuellt/

Süddeutsche Zeitung (2018). *Zitate von Helmut Schmidt. «Wer eine Vision hat, der soll zum Arzt gehen»*. Gefunden am 28. Mai 2020 unter https://www.sueddeutsche.de/politik/zitate-von-helmut-schmidt-wer-eine-vision-hat-der-soll-zum-arzt-gehen-1.2729860

Uittenbogaard, L. (2018). Recognising Social Alignment. *Communication Director, (2)*, 40-41

Unger-Köppel, J. (2016). Gezielt verzichten – auch als Chefarzt. *Schweizerische Ärztezeitung, 97* (33), 1101

Walter, E. (2013). 50 Heavyweight Leadership Quotes. *Forbes.* Gefunden am 21. Mai 2020 unter https://www.forbes.com/sites/ekaterinawalter/2013/09/30/50-heavyweight-leadership-quotes/

Wasner, A. (2013). Softskills – können Sie gut zuhören? *Medical Tribune.* Gefunden am 31. Mai 2020 unter https://medical-tribune.ch/10042185/2013/softskills-koennen-sie-gut-zuhoeren/

West, M., Armit, K., Loewenthal, L., Eckert, R., West, T., & Lee, A. (2015). *Leadership and Leadership Development in Health Care: The Evidence Base.* Faculty of Medical Leadership and Management. Center for Creative Leadership [Electronic Version]. London: The King's Fund. Gefunden am 17. Mai 2020 unter https://www.kingsfund.org.uk/sites/default/files/field/field_publication_file/leadership-leadership-development-health-care-feb-2015.pdf

Winston, J.-M. (2017). How To Identify And Prepare Leaders Who Are Reluctant. *Forbes.* Gefunden am 27. Mai 2020 unter https://www.forbes.com/sites/forbescoachescouncil/2017/06/22/how-to-identify-and-prepare-leaders-who-are-reluctant/

Wyss, M. (2019). *Erfolgsfaktoren und Barrieren für interprofessionelles Lernen in medizinischen Behandlungsteams im Akutspital* (Masterarbeit). Fachhochschule Nordwestschweiz. Gefunden am 14. Mai 2020 unter https://irf.fhnw.ch/bitstream/handle/11654/27947/

Masterarbeit%202019_Wyss%20Monika.pdf?sequence=1&isAl
lowed=y

Zeng, S. (2009). Fachlaufbahnen – In anderen Branchen ist es nicht
üblich, ohne Ausbildung zu führen [Elektronische Version]. *HR
Today, 1-2.* Gefunden am 7. Mai 2020 unter https://www.hrtoday.
ch/de/article/in-anderen-branchen-ist-es-nicht-%E2%80%A8ue
blich-ohne-ausbildung-zu-fuehren

zim (2020). Zentrum für Intensivmedizin am Luzerner Kantonsspital unter neuer ärztlicher Leitung [Elektronische Version].
Luzerner Zeitung. Gefunden am 5. Mai 2020 unter https://www.
luzernerzeitung.ch/zentralschweiz/luzern/zentrum-fuer-intensiv-
medizin-am-luzerner-kantonsspital-unter-neuer-aerztlicher-lei
tung-ld.1217892